현대인의
정신건강

현대인의
정신건강

이동식 박사의 정신 건강학 에세이

ⓒ 이동식, 1989

1989년 12월 16일 초판 1쇄 발행
2023년 10월 25일 3판 3쇄 발행

지은이 이동식
발행인 박상근(ㅍ丒) • 편집인 류지호 • 편집이사 양동민
편집 김재호, 양민호, 김소영, 최호승, 하다해 • 디자인 쿠담디자인
제작 김명환 • 마케팅 김대현, 이선호 • 관리 윤정안
콘텐츠국 유권준, 정승채, 김희준
펴낸 곳 불광출판사 (03169) 서울시 종로구 사직로10길 17 인왕빌딩 301호
　　　대표전화 02) 420-3200 편집부 02) 420-3300 팩시밀리 02) 420-3400
　　　출판등록 제300-2009-130호(1979. 10. 10.)

ISBN 978-89-7479-912-0 (03510)

값 15,000원

전단향
01

현대인의
정신건강

이동식 지음

불광출판사

우리 사회는 근세에 모화사상(慕華思想)을 수용하고 한말 일제 식민지에 놓이면서 주체성이 철저히 파괴되었다. 그 결과 우리의 소중한 문화 전통이나 심성이 버려지고 외래문화를 비판 없이, 그것도 나쁜 것을 좋은 것으로 알고 받아들이게 되었다. 그리고 이것은 개인의 정신 불건강과 가정 그리고 사회교육의 혼란을 가져왔다.

이 책에 실린 글은 이런 점에 대한 반성과 자각을 촉구하기 위한 것이다. 따라서 될 수 있는 대로 일반 독자가 알기 쉽게 적었다. 정신 건강이 무엇이고, 정신 불건강의 하나인 노이로제나 정신병의 원인이 무엇인지, 그 예방과 치료는 어떻게 해야 하는지를 그때그때 생각나는 대로 적었다. 때로는 당시의 국민 관심사에 대해서 정신의학적이고, 정신분석학적으로 해석한 글도 있다.

나는 독자들이 가정생활, 자녀 교육, 부부 생활, 고부 관계, 노이로제나 정신병의 원인·예방·치료, 그리고 불교와 정신의학, 수도와 정신 치료 등 이 책에서 다루고 있는 한 대목이라도 읽는다면 흥미롭고 무엇인가를 깨닫게 될 것으로 생각한다.

이 책은 불광 법회의 회주 광덕(光德) 스님이 매월 펴내고 있는 《불광》지에 「현대인의 정신위생」이라는 제목으로 10년간 연재했던 내용의 일부를 묶은 것이다.

대부분 정신 치료를 상담한 사례로, 일반 독자나 전문가들에게 도움이 되리라 믿는다.

성북동에서 저자

도(道)의 경지가 최고의 정신 건강
정신 건강은 대화이고 관계이다

이 책, 이동식 박사의 『현대인의 정신 건강』은 인간 연구에 관한 글이다. 인간 연구라고 하면 우리는 흔히 철학적 인간학이나 종교, 심리학, 문학 등과 같은 학문적 체계의 이론서를 연상한다. 그러나 이책은 그런 부류의 학술서가 아니면서도, 인간에 있어서 가장 본질적인 정신상의 문제들을 일상생활과 결부시킨다. 인간이란 어떤 존재인가, 또 어떻게 살아야 성숙한 인격자의 삶을 살 수 있을까 하는 점에 대해 물음을 제기하고 거기에 해답의 길을 열어 주기 때문에 인간 연구에 관한 글이라고 말할 수 있다.

우리의 기억으로 이동식 박사는 이미 박정희 정권(1964) 시절에 「독재는 패배 의식에서」라는 글을 《사상계(思想界)》에 실어 일대 파문을 일으킨 일이 있다. 그 서슬 퍼렇던 독재하의 언론 탄압에도 그는 이런 글을 통해 당시 병든 사회를 치료하려 하였고, 많은 독자들은 이 글을 통해 독재는 정신 불건강의 소산이라는 것을 새삼 깨우치게 되었다. 건전한 사회란 건전한 정신의 창조물이다. 마찬가지로 개인에게 있어서도 건강한 정신에서 건강한 신체와 삶이 비롯된다. 우리는 '건강한 신체에서 건강한 정신을'이라는 말을 입버릇처럼 하고 있지만, 실상 이동식 박사의 책을 읽고 있으면 그와 반대라는 것을 알게 된다.

서양철학은 이성의 역사라고 할 만큼 인간을 논함에 있어 이성주의적이다. 그래서 합리성이 강조되고 냉정한 지성이 우대받는다. 동양의 성리학에서는 인간의 마음은 하늘과 땅의 마음이라고 말한다. 그러면서도 인격 수양에 있어서는 인욕을 억제하고 천리(天理)만을 보존할 것을 강조해 왔다. 마음 전체를 들어 덕성을 함양하기 보다는 사단(四端)의 성(性)만을 너무 중시한 나머지 역시 주지주의적 경향에 빠져들고 말았던 것이다. 여기에도 전 인격의 완성에는 문제가 있었다.

이동식 박사에 따르면 대부분의 정신 건강 문제는 어렸을 적부터 감정과 욕구를 잘못 처리한 데에 기인한다. 서양의 이성주의만으로도, 과거 동양의 천리주의만으로도 오늘날의 정신 건강은 확립될 수 없다는 사실을 이 책에서 깨달을 수 있다. 왜냐하면 인간은 지성 또는 천리만으로 사는 존재가 아니라, 마음으로 생존하는 동물이기 때문이다. 그리고 일체의 다른 존재와 더불어 살아야 하는 관계를 떠날 수 없는 까닭에 마음의 어느 일면, 신체의 어느 일면만을 강조할 수 없다. 그래서 이동식 박사는 심신불이(心身不二), 물아일여(物我一如)의 관점에서 환자를 치료하며 정신 건강의 길을 제시한다.

감성을 무시하면서 이성만을 고집하지도 않고, 정감을 떠나서 천리의 도만을 내세우지도 않으며 그렇다고 이성의 본질, 천리사단(天理四端)의 덕성을 격하시키지도 않는다. 어쩌면 철학자가 아닌 정신분석의로서 그의 본행이 이런 것이 아닐는지.

그는 말한다.

"정신 건강이 인격의 성숙이다. 도(道)의 경지가 최고의 정신 건강이다."

"정신 건강은 대화이고 관계이기 때문에 건강한 사람이란 항상 사물과 대화하고 관계를 맺고 있다."

"인사를 잘 못하는 근본 원인은 인간에 대한 의식적·무의식적 적개심이 도사리고 있기 때문이다."

"수줍음이란 인간에 대한 적개심이 표면으로 나타나는 것을 방지하는 수단이다."

이동식 박사는 그동안 『현대인과 노이로제』, 『한국인의 주체성과 도』, 『노이로제의 이해와 치료』 등 일련의 저서들을 계속 펴내어 우리나라 정신 의학계에 학문적으로 공헌한 바가 크다. 그리고 이 책은 그의 네 번째 저서로 정신 치료의 임상 사례를 토대로 한 편 한 편 발표했던 글을 묶은 것이다.

사례 중심이고, 또 정신의학과 관련된 자신의 생활 철학을 담은 것이기에 모두가 공허하지 않고 사실적이어서 우리들의 일상생활과 밀접해 있다. 그 때문에 독자들을 책 속으로 빨아들이고 어떤 공감대의 형성을 통하여 정신 건강을 돕는다.

이동식 박사는 미국 정신 의학계에서 오랫동안 활동하고 1959년 귀국한 이래, 역동 정신의학(力動精神醫學), 정신 치료(精神治療), 실존 정신의학(實存精神醫學) 등을 대학에서 혹은 지상(紙上)을 통해 우리 학계에 널리 심은 이 분야의 선구자이다.

그리고 한동안 상아탑(경북대) 속에서 후진을 양성하였고, 지금은 연세대 의료원 외래 교수, 동북의원(정신과 병원) 원장으로 활동하는 동시에 동양의 도(道)에 심취하여 이 분야에 대한 세미나와 연구만도 25년째 계속해 오고 있다. 물론 자신의 전공인 정신의학과 관련한 것이라고 하지만, 어느 동양 철학자 못지않게 도(道) 연구의 편력이 넓고 깊었음은 주변 인사면 누구나 다 아는 사실이다.

그의 말에 따르면 도(道)는 주체성이요 자각이며, 자기 지배요 자유이고 자율이며, 건설적인 힘이고 관계이다.

그는 도(道)를 개념으로 정의하는 것이 아니라 인생의 실(實)로서 파악하려는 특징을 가지고 있다. 결국 도(道)는 정신이다.

『현대인의 정신 건강』을 읽어 보면 한 편 한 편의 사례 속에서도 이와 같이 도에 대한 정신의학적 접근 또는 파악의 방법을 직관할 수가 있다.

정신분석학은 19세기 이래 서양의 놀랄 만한 학문적 발견이고 업적이다. 이후 발달된 20세기의 정신분석학을 연구한 이동식 박사는 동양의 도를 분석의 대상이 아닌 정신의학의 한 목표로 삼았다. 오늘날 서양인들이 그 방법론이나 임상 치료의 결과를 경탄하며 배워 간다는 사실에 우리는 자긍심을 갖지 않을 수 없다.

한국 동양 철학회의 월례 발표회에 정신 의학도들이 자주 참석하고 있는 것도 알고 보면 모두가 이동식 박사의 '정신의학과 도'에 대한 계발의 덕 때문이라 하겠다.

서양의 것을 배워서 동양으로 회향하는 일은 극히 희소하다. 하지만 이동식 박사는 현대 정신분석학에서 정신 건강의 그 최종적 귀일점을 동양의 도에서 찾아야 한다고 세계에 알린 몇 안 되는 동양인 중의 한 명이다.

정신 치료는 인격 완성을 위한 것인데, 그 인격 완성을 정신분석의 과정을 거쳐 도(道)로써 완성을 보는 것이므로 우리는 이동식 박사의 말과 글, 치료의 방법에 더욱 공감한다.

한국인은 동양인이고 이동식 박사의 도안(道眼)은 바로 우리들의 안목이라는 이유가 여기에 있을 것이다.

송재운/철학 박사·동국대 교수

차례

II부 _ 가정이 사람을 낳고 세계를 만든다

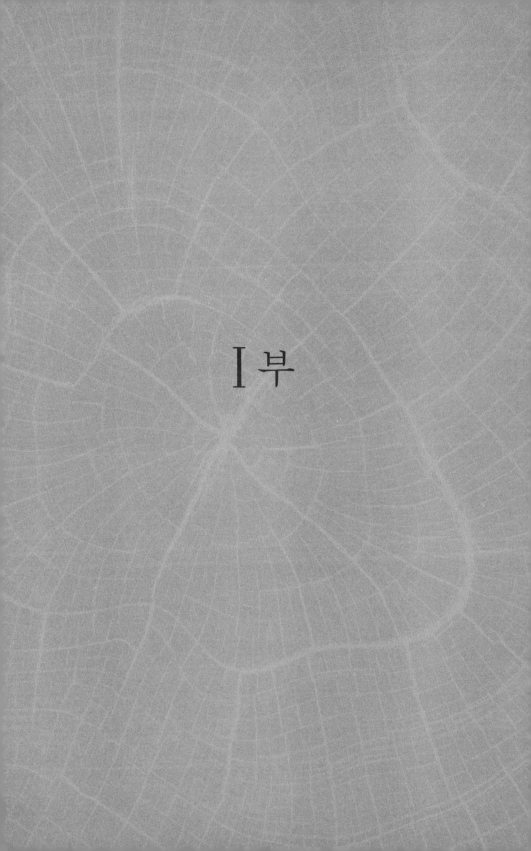

Ⅰ부

버려야
얻을 수 있다

무아와 자기 상실

정신과 환자를 치료하다 보면 도(道)가 무엇이고 각(覺)이 무엇인가 하는 참뜻을 알게 된다. 불교 경전뿐만 아니라 동양 사상의 경전을 공부한다 해도 자기 마음을 깨닫지 못하면 글로서만, 또는 개념이나 생각으로만 알 뿐 참뜻을 알 수가 없다. 이를테면 감의 크기, 색깔, 무게, 맛 등이 어떻고 씹으면 감촉이 어떻다는 것은 이론적으로는 잘 알지만 실제 본 적도, 먹은 적도 없는 경우와 같다.

어떤 40대 신사가 골이 아프고 화가 잘 나며 여러 사람 앞에 나서면 불안해져서 나를 찾아온 일이 있다. 이 분은 여러 해 동안 불교 모임에 열심히 다니고 있었는데 정신 치료를 받고 비로소 불경의 뜻을 알게 되었다고 하면서 그전에 알았던 것은 생각만으로 알았을 뿐이지 참뜻은 몰랐다고 했다.

이 분의 경우는 늘 남이 자기를 무시한다고 생각하여 화를 잘 내고 따라서 항상 신경이 곤두서 있었다. 치료를 받게 된 발단은 업무

성적이 좋았기 때문에 주위에서 이번에 국장으로 승진할 것이라고 예상했고, 본인도 그렇게 되리라 기대했는데 막상 자신은 탈락하고 다른 사람이 승진하자 심적 고통을 견디기 어려워 찾아왔던 것이다. 그것도 본인이 가만히 기다렸으면 될 일이었는데 너무 떠들고 다닌 데다 탈락되었으니 오죽했겠는가. 노이로제나 정신병은 항상 자기가 의식적으로 어떻게 하겠다거나 무엇이 되겠다고 하면 할수록 무의식적으로는 반대의 결과를 가져오게끔 행동을 하게 된다. 말하자면 의식적으로 사랑과 인정을 받고자 하는 마음이 있으면 사랑과 인정을 받으려고 부자연스런 행동을 하게 된다. 또 일이 잘 안되면 사랑해 주지 않는다고 화를 내거나 자기 일보다 남의 눈치만 지나치게 보다 보니 도리어 미움을 사게 된다.

이분의 노이로제의 원인은 그의 어린 시절에 있었다. 그는 서자로 태어났다. 어릴 때부터 본처 소생의 이복형은 대우를 받고 컸으나 자신은 제사 때에도 항상 서자라 하여 제쳐 두어 열등의식을 떨칠 수 없었다. 그래서 그 후에는 자기 직장이나 다른 부서에 가서도 상대방이 인사를 안 하면 자신을 무시한다고 여겨 화를 잘 냈다.

노이로제, 정신 불건강, 인격의 미숙을 불교식으로 말하면, 중생은 항상 마음속에 애응지물(碍膺之物)로 가득 차 있다고 한다.

사실 정신 치료는 근본적으로 이것을 제거하는 것이라 할 수 있다. 우선 자기 마음이 자나 깨나, 일거수일투족에 이런 동기의 지배를 받고 있다는 것과 사랑받으려고 하는 행동이 도리어 미움을 사게 된다는 것을 깨닫게 하고, 지금은 어린애가 아니니 사랑이나 인정, 대우를 받고자 하는 마음을 줄이고 이런 욕구를 줄여 나가게 하는 것이다.

깨달음은 진여(眞如)에 해당하고 이런 깨달음을 더욱 깊게 하면서 욕구를 줄여 나가는 것이 불교에서는 훈습(薰習)에 해당한다. 허덕거림이 없거나 쉰다는 것은 이런 노이로제적인 욕구를 쉰다는 것을 뜻한다. 무아(無我)란 바로 이런 욕구가 없다는 것을 말하며 무아이면 곧 진여라는 것을 알 수 있다.

세상 사람들은 노이로제적인 욕구로 마음속이 가득 차 있기 때문에 사물이 바로 보이지 않는다. 돈벌이에 욕심이 많은 사람은, 사람이며 물건이며 모든 것이 돈으로 환산되어 보인다. 그러므로 돈과 관계가 없다 싶으면 아무리 귀중한 가치가 있다 해도 눈에 들어오지 않는 법이다. 즉 돈에 눈이 멀게 된다. 그 때문에 깨닫지 못하면 눈뜬장님이 되는 것이다.

정신과 환자를 치료하면서 절실히 느끼는 것은 정신 불건강이나 인격의 미숙, 노이로제를 겪은 사람은 겉으로는 자기밖에 모르고 남의 사정을 개의치 않는 것처럼 보인다. 하지만 실은 자기 마음속에 자기는 없고 타인, 그것도 남이 아닌 자기가 만들어 낸 타인으로 가득 차 있다는 것이다.

정신 건강과 인격의 성숙은 부처님께서 말씀하신 '천상천하유아독존(天上天下唯我獨尊)'의 경지를 말한다는 것을 알 수 있다. 그 경지는 바로 노이로제적인 욕망이 없는, 사심(私心)이 없고 망상이 없는, 진정한 자기 즉 진아(眞我)로 가득 차 있는 상태이다. 이런 진아는 자타(自他)가 없는 우주 삼라만상—모든 인간, 생물, 무생물과 일치하는 경지이다.

노이로제에 걸린 환자가 정신 치료를 받을 때 처음에는 남의 사정은 생각지도 않고 행동하는 경우가 많다. 치료가 끝났는데도 일어서지 않는다거나 의사가 다른 환자를 치료하거나 심지어 가족이 있다는 것조차 참기 어려워한다. 환자들은 의사의 관심이나 사랑을 독점하려는 욕구에 사로잡힌다. 사랑받고자 하는 욕구가 줄어들어야만 비로소 의사가 자기를 치료해 주느라 얼마나 답답하겠는가를 생각하게 된다. '어떻게 몇십 년간 똑같은 소리를 들으면서 견딜 수 있겠는가. 자기 같으면 도저히 못 할 것이다. 좀 늦어도 좋으니까 쉬었다가 치료해 달라'고 하기도 한다. 그러나 그렇지 못한 환자는 치료 시간의 5분 전인데도 치료실에 들어와서 의사를 잠시도 쉬지 못하게 한다.

노이로제의 정도가 아주 심하지 않으면 남들이 보기에 자존심이 강하다, 자아가 강하다는 말을 듣지만 정신장애가 심하면 자기는 없어지고 로봇처럼 되기 일쑤이다. 자기 몸도 자기 몸 같지 않고, 걸음을 걸어도 자기가 걷는 것 같지 않으며 도무지 자신을 느끼지 못한다. 증세가 더욱 심한 사람은 자기의 몸과 마음이 외부, 흔히 소련에서 전파로 조종당하고 있다는 망상을 갖기도 한다. 심지어 텔레비전이나 라디오에서 자기를 비방, 위협한다고 생각하여 방송 매체의 청취나 시청을 하지 못한다. 이렇게 되면 온 세상이 자기에게 관심을 쏟고 있는 것처럼 착각을 하는 등 완전히 자기를 상실하고 만다.

왜 이렇게 되는 것일까. 적당한 관심과 사랑을 받으며 지내야 할 어린 시절에 그러질 못했고, 또 기가 죽어서 요구도 못했을 뿐만 아니라 스스로도 그 욕구를 채우지 못한 탓이다. 다른 한편 너무나 주위의 관심이 많아서 본인이 원하기도 전에 미리 모든 욕구가 채워져 스스로 무엇을 요구해 보거나 생각하거나 행동할 기회를 갖지 못한 경우도 있다.

깨달음의 상태에서는 노이로제적이고 자기중심적이고 집착적인 욕구의 노예가 되는, 즉 노이로제적인 욕망에서 해방되어 타인과 우주와 합치되는 진정한 자기인 진아(眞我)로 돌아간다. 나는 곧잘 정신 치료에서 환자가 깨달은 순간에 하는 말이 바로 경(經)이라는 것을 실감하곤 한다. 그러한 환자들은 처음엔 그것을 전혀 깨닫지 못하거나 깨달아도 금방 잊어버린다. 치료 시간 중에 잊어버리는 사람, 나가면서 잊어버리는 사람, 몇분 후, 몇시간 후, 하루, 이틀, 일주일…… 각자마다 깨달음이 유지되는 시간은 다르다. 이 깨달음이 오래 갈수록 건강하고 도(道)가 높다고 하겠다. 돈오(頓悟)하고 보림(保任) 3년 한다는 것이 바로 이 깨달음을 유지하기 위함이요, 항상 깨닫고 있는 자(常覺者)를 부처라고 하는 것이다.

정신 건강과 인정

불교에서 모든 인간은 본래 부처가 될 수 있는 가능성을 지니고 있는데 무명(無明)의 구름이 끼어 중생을 벗어나지 못한다고 한다. 사랑을 갈구하고, 이 사랑에 대한 욕구가 충족되지 않기 때문에 미움이 생기고, 미움을 표시했다가는 더욱 사랑을 받지 못할 것 같아 미운 감정을 억압하니 사랑에 대한 갈구는 더욱 강해진다. 이렇게 사랑과 미움의 악순환에서 벗어나지 못하는 것을 윤회라고 한다. 이런 사실은 금세기에 와서 서양에서 시작된 정신분석 치료의 경험으로서도 동일한 결론에 도달했고 유교에서도 욕심을 없애야 성숙한 인간, 즉 성인군자가 된다고 말한다.

사랑이나 인정을 어느 정도 받지 않으면 성숙하고 건강한 인간이 될 수 없는 것도 사실이지만, 사랑과 인정을 너무 많이 받고 자라면 그것에 중독이 되어 인정이나 칭찬이 없으면 병증을 나타내게 된다.

노이로제나 정신병에 걸린 환자들을 치료하다 보면, 노이로제나 정신병은 어떤 종류의 병이든 뇌의 기질적인 손상이 원인이 되는 경우는 매우 드물다. 대부분 인정이나 칭찬의 노예가 된 상태라는 것을 알 수 있다. 인정받으려는 것이 노이로제의 원인이라는 것을 깨닫고 그 깨달은 것을 가지고 또 인정받으려고 한다.

이것은 소위 방하착(放下着)의 얘기와 비슷하다. "한 물건도 없는데 어떻습니까?" 하는 것이 한 물건도 없다는 것을 깨달았는데 그 깨달은 것을 가지고 인정을 받자는 것이 망상이 된 것을 본인이 깨닫게 하기 위해서 "내려놓으라."라고 한 것이다.

인정이란 노이로제나 정신병에 걸린 사람들뿐만 아니라 모든 사람들의 문제이기도 하다. 자기를 알아주는 사람을 위해서는 목숨까지 바치겠다는 것이 인간의 공통된 심리이며 모든 인간이 제일 갈구하는 것도 관심과 인정이다. 자비나 인(仁), 사랑이란 바로 이런 것을 말하는 것이다.

대학교수들이 본연의 임무인 학생 교육이나 연구는 소홀히 하면서 신문이나 잡지, 라디오나 텔레비전에 자주 나타나고 강연을 좋아한다면 이것은 건강한 인정을 바라는 것이 아니라 열등감을 메우기 위한 불건강한 인정에 대한 갈구인 것이다. 이것은 공자와 자장(子張)과의 대화에서 잘 드러나 있다.

자장이 묻기를 "어떤 이를 가히 달사(達士)라 할 수 있습니까?" 하니 공자는 자장의 저의를 알고 "네가 말하는 달사란 무엇이냐?"라고 되물었다. 이에 자장은 집안과 나라에서 이름이 나는 사람이라고 대답했다. 즉 유명한 사람, 명사(名士)라고 답한 것이다. 자장이 달사가 되려는 것이 아니라는 것을 간파한 공자는 "네가 말하는 것은 문사(聞土), 요샛말로는 명사이지 달사가 아니다. 달사가 되려면 사람됨이 질박하고 마음이 곧아서 의(義)를 좋아하며 다른 사람이 하는 말을 잘 살펴서 얼굴빛도 잘 관찰하고, 항상 생각을 깊게 하고 사람 앞에서 겸손해야 한다. 그러면 반드시 달할 것이다."

겉으로는 어진 사람인 양 가장을 하고 행실은 이와 딴판인데도 그런 언행의 불일치를 의심하지 않으면 그가 바로 명사이다. 명사가 되려면 사기를 쳐야 한다는 뜻이다. 공자의 이 말은 지금은 작고하신, 평생 동양철학을 공부하신 모 선생님께서 글로 쓰신 적이 있었다. 오늘날 나에게 뿐만 아니라 모두에게 절실한 느낌을 주는 말이다. 달사가 되려는 사람은 드물고 문사가 되려고 하는 사람은 넘치는 세태이니 말이다. 문사는 헛된 인정을 갈구하는 사람이고, 달사는 정신이 건강한 사람으로 진정 건강한 인정을 달성하는 사람이다.

사람마다 차이가 있지만 대개 남자보다 여자들은 스스로 행복을 개척할 능력이 부족해서 항상 남이 칭찬해 주고, 인정해 주고, 사랑해 주기를 기다리고 있다. 그런 것을 받지 못할 때는 집안에 아무 걱정이 없는데도 때때로 '나같이 불행한 사람이 또 있을까', '이런 대우받고는 못 살겠다', '나는 아무도 없다' 등등 버림받은 것 같은 느낌 속에 빠져들어 몸이 아프다고 자리에 눕기도 한다. 이런 때에 누가 특히 자기를 인정해 주고 받들어 주는 사람이 식사를 하자거나 파티가 있다는 연락을 하면 언제 아팠냐는 듯이 벌떡 일어난다. 이런 사람들은 항상 인정만 바라고 그 외의 것은 아무런 의미가 없는 것 같은 모습이 마치 아편 중독자와 흡사하다. 공부를 해도 진리를 탐구하는 것보다 히트를 쳐서 명성을 올릴 수 있는 연구만 하려고 하니 어떤 체계가 서지 않는다.

이렇게 인정 없이는 건강한 사람이 될 수 없지만 또한 불건강한 인정은 우리의 생명을 갉아먹는다. 그래서 귀한 자식은 반대로 귀하지 않은 이름을 붙여 칭찬의 독(毒)을 피한다. 꼭 칭찬하고 인정해 주어야 할 때 하지 않으면 병이 되듯이 불필요한 인정이나 칭찬도 독이 된다. 잘못했을 때 꾸짖거나 벌을 주는 것도 건강한 인정이라고 볼 수 있다. 신상필벌(信賞必罰)은 사회생활뿐만 아니라 가정에서도 떠날 수 없는 진리이다. 성숙한 사람은 자기가 자기를 충분히 인정하고 사랑하고 칭찬하므로 남에게서 이런 것을 바랄 필요가 없는 사람이다. 미숙한 사람은 자기는 자기를 인정하거나 사랑하지 않고 멸시하면서 타인에게 자기를 사랑하고 인정해 달라는 사람이다.

.

정신 건강과 불교

내가 불교에 대해서 특별한 관심을 갖게 된 것은 정신과 의사로서 환자를 치료하면서였다. 그 이전부터 동양 사상이나 불교에 관심이 있었으나 미국의 어떤 철학 교수가 쓴 불교 입문이란 책을 읽은 것 외에는 불교에 대해서 공부한 적이 없었다. 그러다가 십여 년 전에 불교를 30년이나 신행하던 분이 우울증으로 입원을 해서 치료를 받고 있던 중에 대혜 선사의 『서장(書狀)』을 펴 놓고 여기저기를 가리키며 내게 질문을 하는 것이었다. 나는 이 환자의 질문에 대답하는 동안 불교는 순전히 정신 치료이고 그 핵심은 집착을 없애는 것이라고 확실히 알게 되었다.

그 후 나는 그 당시에 동국대학교 총장으로 있던 분에게 부탁해서 스님을 초빙했다. 불교에 대해서 배우기 시작해 지금까지 계속하고 있다. 이 사이에 내가 얻은 바를 몇 가지 적어 보겠다.

석가모니도 스스로를 마음을 치료하는 의사라고 해서 '내의(內

醫)'라고 했다. 대혜 선사의 『서장』에는 애응지물(碍膺之物)을 없애면 각(覺)이라고 쓰여 있다. 실로 정신병은 애응지물로 인해서 생기는 것이니 애응지물, 즉 가슴에 거리끼는 것, 집착하는 것에서 벗어나는 것이 정신 건강으로 가는 길이다.

석가모니의 깨달음의 핵심은 '바깥 모양을 취하지 말고[不取外相] 스스로의 마음을 돌이켜 비추라[自心返照]'는 데에 있다. 마음에 거리끼는 물건이 있으면 이것을 감추려고 하고 외면하기 때문에 도리어 이것이 밖에서 나타난다. 이 현상을 서양의 정신분석에서는 투사(投射)라고 한다. 즉 착각이다. 착각을 하고 있기 때문에 갈등이 필연적으로 일어나며 현실과 충돌한다.

서양에서 모든 정신분석 치료의 중심적인 양상은 환자가 치료자에게 기대고 싶고 인정, 사랑, 관심, 칭찬받고 싶은 강한 욕망이 있다는 것이다. 이 욕망이 너무나 강하기 때문에 필연적으로 충족이 되지 않는다. 그러므로 적개심, 죄책감, 불안을 일으키고 의존하고 사랑받으려는 대상을 미워하면서도 미움의 표현을 못하기 때문에 더욱 의존하게 되는 악순환을 하게 된다. 이것이 『원각경』에서 말하는 윤회에 해당된다. 『원각경』에서도 모든 인간 고통의 근원은 미움과 사랑[憎愛]에서 비롯되고 미움은 사랑을 갈구[渴愛]하는 데서 일어난다고 쓰여 있다.

이렇게 동양에서 수천 년 전에 밝혀낸 사실이 서양에서는 20세기에 와서 비로소 발견된 것이다. 그리고 불교에서는 서양의 정신분석이나 정신 치료의 핵심을 잘 표현해 주고 있다. 다른 사람을 치료하기 위해서는 치료자가 먼저 치료되어야 한다는 점이 그 하나다. 이 점은 불교에서 '자각자(自覺者)라야만 각타(覺他)를 할 수 있다'고 말한다. 서양의 치료자들도 정신 치료의 성패는 치료자의 인격 성숙도에 달려 있다고 말한다. 그리고 인연 따라 근기에 맞추어 치료한다는[隨緣應機齊度] 대원칙이 또한 서양 정신 치료의 원칙이기도 하다.

그리고 각(覺)의 과정을 그림으로 그린 심우도(尋牛圖)나 목우도(牧牛圖)와 서양의 정신분석 치료의 과정의 기술을 보면 유사한 점을 찾아볼 수가 있다. 서양의 정신분석 치료에서는 처음에 분석자가 환자의 노이로제, 즉 고통의 원인이자 환자의 일거수일투족을 자나 깨나 지배하고 있는 집착과 그 원인—어려서의 대인 관계 특히 부모 형제나 그와 같은 의미 있고 정서적으로 깊은 관계에 있던 사람들과의 관계—을 파악한 다음에 이것을 환자에게 이해시킨다. 세 번째로는 지금 치료 장면에서 분석자에게 이런 사람들에 대한 감정을 느끼고 있다는 것을 환자에게 이해시킨다(깨닫게 한다). 마지막으로 분석자는 환자가 치료를 받기 전처럼 이런 감정을 억압하지 않고 치료자와 협동해서 제어하고 다루는 것을 배우게 된다. 그리고 점차 이런 감정의 근원을 인식하고, 지금은 그러한 감정을 가질 필요가 없다는 것을 깨닫고, 이런 감정으로부터 해방이 되면 치료가 끝나는 것이다.

심우도에서 소 발자국을 본다[見跡]든지 소를 본다는[見牛] 것은 이런 핵심적 감정의 자각에 해당되고, 소를 얻어서 고삐를 단다는[得牛] 것은 핵심적 감정을 억압해서 놓치는 일이 없이 제어하는 것에 해당된다. 또 소를 먹이는 것[牧牛]은 긍정적인 사랑의 감정을 기르는 것이고, 소를 타고 집으로 돌아가는 것[騎牛歸家]은 감정 조절이 잘되는 상태를 말한다. 그리고 소는 잊고 사람은 있다[忘牛存人]는 것과 사람도 소도 다 잊었다[人牛俱忘]는 것은 모든 집착에서 해방이 되었다는 것을 표현한 것이고 또 근원으로 돌아간다는 것[返本還源]은 일체의 착각, 즉 망(妄)이 없는 진여(眞如)의 경지를 그린 것이고, 시정으로 들어가서 중생을 제도한다는 것[入廛垂手]은 보살이 수행을 다 마치고 시정으로 들어가서 중생을 제도하는 것이고, 정신과 의사나 심리학자가 자기 치료에 성공하여 다른 사람을 치료할 수 있게 됨으로써 남을 치료하는 것에 해당한다고 볼 수 있다.

이렇게 동서의 방법을 볼 때 참선의 목표는 서양의 정신분석보다 고차원의 경지를 지향하고 있는 반면, 정신분석 치료처럼 일주일에 세 시간 이상 수년간을 치료자가 친절히 이끌어 주는 면이 부족하다. 가장 이상적인 방법은 서양식의 정신 치료가 성공한 후 또는 어느 정도 된 후에 참선을 병행하는 것이다. 이상으로 정신 건강 회복의 방법으로서의 불교와 서양의 정신분석 치료를 비교해 보았으나 실지로 참선이나 불교의 수도를 하는데 일어나는 문제들 중 몇 가지만 언급해 볼까 한다. 서양의 정신 치료에서 망상을 억압하고 덮어두는 지지(支持) 치료와 망상(갈등)을 파헤쳐서 해결하는 통찰(洞察) 치료가 있는 것처럼 깨달아서 망상을 없애는 방법은 두 가지가 있다. 보조 국사가 "돌로써 풀을 누르는 것[如石壓草]처럼 망상을 끊으려고 하지 말고 망상이 일어나는 것을 두려워 말고 깨닫는 것이 더딘 것을 두려워해라. 망상이 일어나서 곧 깨달으면 없다."라고 한 말은 근본 통찰 치료의 입장이다. 보조 국사도 기가 약한 사람은 자기가 부처가 되겠다고 생각을 하면 오히려 기가 죽어서 정신 건강이 더 나빠지기 때문에 이런 사람은 자기 밖의 부처를 믿고 현세를 떠난 서방정토를 믿으며 염불이나 외워야 한다고 했다.

그리고 정신 치료를 받는 사람 중에 그저 의사의 진찰을 받거나 병원에 오면 병이 낫는다고 믿고 스스로 반성하지 않으려는 사람이 있다. 그와 마찬가지로 참선을 하는 사람 중에서도 참선에만 매달릴 뿐 정신 건강을 증진시키는 다른 방법은 쓰지 않는 사람도 볼 수 있다. 앞서 말한 바와 같이 인생의 고통과 노이로제에 걸리는 원인이 사랑을 갈구하는 데 있는 만큼, 이 갈애(渴愛)를 줄이고 없애는 것이 정신분석과 같은 통찰 치료나 수도(修道)의 궁극적인 목표이다. 그만큼 이것을 깨닫고 행주좌와에 스스로의 마음을 돌이켜 비추는 것이 정신 건강을 향상시키고 마음을 정화하는 근본이다. 『논어』나 『맹자』에도 소인(小人)은 무엇이 잘못되면 타인을 원망하고 심지어 하늘까지 원망하는데, 군자(君子)는 우선 자기에게 무슨 잘못이 없나 반성을 해보고 잘못이 없을 때 비로소 외부를 검토한다고 쓰여 있다. 사람의 근기(根機)는 자심반조의 힘 차이다. 자기반성의 힘이 강한 사람은 근기가 큰 사람이고 약한 사람은 근기가 작은 사람이다.

도를 통하려면 살부(殺父), 살모(殺母), 살불(殺佛)까지 해야 된다고 해서 부모(父母)나 부처를 없애는 것으로 착각하는 사람도 있다. 이것은 부모나 부처를 없애라는 뜻이 아니라 자기 마음속에서 자기가 멋대로 만들어 낸 잘못된 부모나 부처를 죽이라는 뜻이다. 자기가 만든 부처를 없앤 후에야 비로소 진정한 부처를 만나게 되는 것이다.

수도와 정신 치료

몇 해 전에 한국 정신 치료 학회 창립 10주년 기념행사로 수도자와 정신 치료자 모임이 있었는데 500명 이상의 관심 있는 청중들이 모였다. 처음에 몇 사람들은 선사들이 말하지 않아도 누구나 다 아는 자기 자신의 수도(修道) 경험과 그 자리가 아니더라도 얼마든지 들을 수 있는 불교의 교리를 장황하게 늘어놓아 중간에 나가 버리기도 했다. 이럴 때마다 청중들은 선사에게 교리는 다 아니까 수도의 구체적인 경험을 얘기해 달라고 해도 막무가내였다. 사전에 이렇게 될까 봐 여러 번 부탁을 했었는데 이런 결과를 빚게 된 것이다.

동양이 서양의 침략을 받고, 서양의 지배를 받은 그 여파가 지금까지 지속되고 있다. 침략의 선봉에 섰던 선교사들이 동양 사상의 도를 공부하여 경전을 번역했다. 그 후 서양인에게 소개했고 서양의 물리학자, 정신분석을 하는 사람들이 도(道)나 선(禪)에 관심을 가지기 시작한 것이 1920~30년대다. 그리고 현재는 동양의 명상, 즉 수도에 대한 관심이 일반화되어 개념상으로는 도(道)와 완전히 일치하는 무아(無我) 심리학적인 정신 치료가 대두되고 있다.

서양의 역사를 보면 소크라테스는 '너 자신을 알라', 즉 대화를 강조했으므로 도가 있었다고 볼 수 있다. 하지만 그의 제자 플라톤 이후에는 진리에 도달하려면 정심(淨心), 즉 '카타르시스'를 해야 한다고 말만 했지 마음을 정화하는 '수도'는 없고 이론만 늘어놓았을 뿐이다. 단, 중세인 13세기 말과 14세기 초에 에크하르트라는 독일 신부가 신은 무(無)라고 주장해서 이단으로 몰려 옥살이를 하다가 나중에 철회한 바가 있었다. 이것을 기독교의 신비주의(神秘主義)라고 하는데, 서양의 신부들이 처음에 번역할 때 신(神), 존재(存在)라고 번역하다가 신비주의라고 일반적으로 사용하게 되었으며, 조금 유식한 층에서는 도의 중국 발음을 따서 '타오'라고 하였다. 그러나 지금은 일반적으로 명상이나 신비주의라고 통용되고 있다.

동양의 붓다나 공자, 노자가 나타날 때 서양에서는 소크라테스가 조금 늦게 나타났지만 이때 도를 닦는 전통은 생기지 못하였다. 그러나 중세에 와서 에크하르트의 신비주의가 한쪽 구석에서 대두되었지만 일반화되지 못하고 있다가 19세기 말 오스트리아에서 유태인 정신과 의사 프로이트가 정신분석이라는 정신 치료를 창시하여 비로소 마음을 정화(淨化)하는 구체적인 방법이 시작되었다. 동양에서는 적어도 2,500년이라는 구체적인 수도의 전통이 면면이 이어져 왔지만, 서양에서는 겨우 20세기 말에 마음을 정화하는 구체적인 방법이 제시된 셈이다.

서양의 정신분석 치료는 최면술로부터 무의식의 작용을 발견하고, 경험의 중요성이 강조되었다. 곧 본인이 어릴 때 받은 마음의 상처를 해결하지 못한 채 실은 과거의 실패, 상처를 되풀이하고 있다는 것을 깨닫게 해 주고 이런 굴레를 벗어날 수 있게 도와주는 것이다. 무엇이든지 자유연상하게 하여 설명하게 하고, 꿈을 해석하며, 환자의 마음에 내재된 사랑과 미움의 감정적 근원을 파악하여, 자기 마음을 드러내려고 하지 않는 저항을 분석하는 것이다. 처음에는 무의식만 의식화시키면 되는 줄 알았는데 그것이 아니라 인격 구조가 문제가 된다는 것도 알게 되었다. 그리고 인격 구조는 타고난 기질과 어릴 때의 가까운 사람, 즉 부모 형제나 식구들과의 정서적 교류에서 만들어진다는 것도 알게 되었다. 처음에는 이런 병적인 경험을 주로 다루고 파헤치는 데 주력을 했으나 최근에 와서는 이런 병적이고 부정적인 측면만을 다룰 것이 아니라 긍정적인 면을 지적해 주지 않으면 안 된다는 것을 알게 되면서 그러한 방향으로 흐르고 있다.

이러한 부정에서 긍정으로 옮겨오면서부터 또 다른 불만이 생기게 되었다. 인간이란 정신분석의 이론으로 이해될 수 있는 것이 아니라 있는 그대로 전체적으로 파악해야 된다는 주장이다. 이것이 실존분석(實存分析), 현존재분석(現存在分析)으로서 이론과 기법(技法)에 매달리는 것을 배격한 실존주의적인 정신 치료는 일찍이 유럽에서 일어난 운동이며 실존주의 자체가 서양인에게 처음으로 죽음에 대한 공포와 불안을 자각케 하고 해결책을 제시하지 못했다는 점에서 도(道)의 입문(入門)이다.

이런 실존 정신 치료적인 운동보다 뒤늦게 미국에서 일어난 운동 또한 도(道)를 지향하고 있다. 제3세력과 제4세력의 심리학이 그것이다. 전자는 전통적인 서양의 심리학인 실험 심리 행동 중의 심리학으로 동물 혹은 대학 2학년생을 연구 대상으로 하는데 동물이나 대학 2학년생들만의 심리로 보는 것은 부당하다. 그리고 정신분석은 병든 인간의 심리를 가지고 인간 심리를 이해하자는 것이니 이것도 부당하다. 지구상에는 서양 사람보다 성숙한 인간이 존재한다. 성숙한 인간의 심리학이라야 인간의 심리학이라고 할 수 있다고 주장하는데, 인간주의 또는 인본주의 심리학, 존재(存在) 심리학이라고 한다. 여기서부터 도(道) 심리학이라고 할 수 있다. 다음으로 같은 인간주의 심리학 내에서 일어난 제4세력의 심리학은 무아(無我) 심리학이다. 이 운동은 인간주의 심리학에서는 아직도 '나'에 대한 집착에 매달려 있으나 최고의 궁극적인 정신 건강은 나를 초월해야 된다는 것이다. 이론상으로는 완전히 도와 일치한다. 그러나 도를 닦는 사람들이 무아에 도달하기 어려운 것처럼 이들도 관념으로만 무아이지 자기 집착이 강하다는 것을 알 수 있다.

실제적인 문제로는 평생 도를 닦아도 견성이 어렵다는 점이 있고, 훌륭한 정신분석 치료를 받아도 좋은 성과를 얻지 못하는 경우도 있다. 이것은 수도자나 환자의 근기(根機)가 낮아서 그렇다고 볼 수 있으나 그렇지 않은 면도 생각해 볼 필요가 있다. 서양식의 정신분석적인 치료만으로는 궁극적인 경지에 도달할 수 없다. 이런 경지에 도달하려면 도를 닦아야 한다. 도는 정신이 비교적 건강한 사람이 닦아야지 정신이 건강하지 못한 사람이 닦으면 오히려 더 나빠질 우려가 있다. 자기 문제를 해결하기 위해서가 아니라 자기 문제에 직면하는 것이 고통스러워 고통을 피하기 위해 입산수도를 해서 견성성불하겠다고 수도를 하다가는 정신이 이상해지거나 타락하거나 또는 환속하게 된다. 정신 치료도 아무나 받게 하는 것이 아니고 치료를 받아서 이익을 볼 사람만을 골라서 해야 한다. 수도도 마찬가지이다. 그러기 때문에 수도를 할 사람은 서양식으로 간단히 정신 치료를 받아서 자기 문제가 어떤 것인가를 알고 수도를 해야 좋은 결과와 효과가 올 것이고 그렇게 해야 깨달음도 빨리, 그리고 확실하게 올 것으로 생각된다.

이렇게 보면 동과 서가 서로 접근하고 있다는 것을 알 수 있다. 그러므로 동과 서의 정신 치료를 서로 보완함으로써 상호 발전을 촉진하고 보다 더 좋은 성과를 올릴 수 있을 것이다.

주는 것과 받는 것

한 5, 6년 전에 철학회에서 미국 모 대학의 동양어학과 주임교수이면서 불교를 연구하는 한 교수의 동서의 신앙을 비교하는 강연을 들은 일이 있다. 그 요지는 서양에서는 신앙과 지혜가 분리되어 있는데 동양에서는 일치되어 있다는 것이었다.

강연이 끝나고 불고기 집에 가서 소주를 마시면서 인사를 나누고 귀국하기 전에 한번 만나기로 하고 시간을 내서 호텔로 찾아갔다. 그는 마실 것을 시키면서 늘 학생들에게 강의를 하다 보니 주기만 하고 받는 것이 없다며 짜증스럽다고 했다.

나는 늘 환자들을 치료할 때 말했던 핑퐁을 예로 들면서, 주는 것과 받는 것에 구별이 없다고 얘기해 주었다. 한편에서 서브를 넣어 주면 그 공을 잘 받아 넘기는 것이 곧 주는 것이다. 잘 받는 것이 곧 주는 것이다. 처음에는 잘 알아듣지 못하는 것 같더니 장황한 나의 설명을 듣고 이해가 되는 듯 얼굴에 생기가 돌고 눈을 반짝였다. 그 후 미국에 돌아간 그 교수는 꼭 한번 자기 대학을 방문해 달라고 편지를 보내왔다. 마침 1979년에 암스테르담에서 제11차 국제 정신 치료 학회에 참석하고, 서독과 영국을 거쳐서 뉴욕에서 강연을 하고 제자 후배들과 만난 후 그 친구가 있는 샌프란시스코로 가게 되었다. 그 친구 덕분에 그곳의 정신과 교수, 심리학 교수 등과 만날 수 있었고 연구소도 견학하고 한국인, 중국인 등이 운영하는 정신 건강 상담소와 그곳에서 제일 큰 미국 선원에서 강연까지 하게 되었다.

정신 건강 상담소에는 중국인 심리학 박사가 소장이고 한국인 3세인 젊고 유능한 정신과 의사가 자문 의사로 있었다. 중국인, 한국인 직원들이 주로 있어 우리의 도(道)와 서양의 정신분석이나 정신치료에 관한 얘기를 하니 서양 교육만 받고 동양의 것을 모르다가 동양에도 그런 것이 있구나 생각이 되어 좋아하는 그들을 보며 나도 기뻤다.

그곳에서 제일 큰 선원은 원래 일본인 승려가 만들었는데 그가 입적하고 나서 부인만 남아 있었다. 미국인 제자가 스승의 전신 조각상을 안치해 놓고 있었고, 지도 법사 없이 미국 사람들끼리 하고 있다. 예불 의식은 일본식을 답습하고 있었고 농장과 식당을 경영하며 농장에서 재배한 채소를 파는 가게를 경영하고 있었다. 가게가 아주 잘되어 전에는 기부금으로 운영했는데 현재는 확장에 소요되는 자금이 아니면 자급자족하는 단계라고 했다.

강연회에는 한 40명 내외의 청중이 모였는데, 특히 선과 정신분석에 관한 얘기를 할 때는 얼굴이 상기되고 눈물이 글썽거리며 말을 못하는 정도에 이르는 것을 보았다. 그때 마침 미국 친구를 찾아온 인도철학을 가르치는 일본의 젊은 교수도 동행했는데 강연 전에는 좀 뻣뻣하고 오만한 태도였던 것이 강연을 듣고 헤어질 때는 두 손을 잡고 악수를 하면서 절을 몇 번이고 하면서 '원더풀'을 연발하는 것이었다.

이런 여행은 주는 것과 받는 것이 하나라는 말 한마디에 촉발된 것이고, 그 밑바닥에는 관심이 있어서 이루어진 것이라고 느껴진다. 관심 없이 주고받는 것은 이런 현상을 일으키지 않을 것이다.

또 하나의 얘기를 하자면, 5~6년 전에 지금은 모 대학의 정신과 과장으로 있는 제자가 자기 병원에 있는 외국인 신부님이 선생님을 뵙고자 하는데 시간이 있느냐고 전화가 왔었다. 그래서 시간을 내서 신부를 만나 보았다.

그런데 그 신부가 하는 말이 자기가 신부와 수녀들에게 카운슬링 강습을 하고 있는데 거기에 대해서 두 시간쯤 강의를 해달라고 했다. 그러면서 한국 문화나 한국 사람의 성격이 권위주의적이라서 그런지 자유로운 토론이 안 된다는 것이다. 나는 그런 소리는 한국의 교수나 정신과 의사, 심리학자들이 흔히 하는데 잘 보면 그런 소리를 하는 사람에게서 항상 권위주의적인 것을 발견할 수 있다고 말했다. 그리고 집단토론이란 토론의 지도자가 모범을 보여야지 말로만 자유롭게 말하라면서 자기는 그렇지 않아 자유로운 분위기가 안 되면 자유 토론이 될 수 없다고 했다. 그러자 그 서양 신부는 한참 생각하더니 얼굴이 붉어지면서 "참! 모두 날 보고 '리지드하다' 즉 '자유롭지 못하다'고 한다."며 무엇인가 마음에 집히는 것이 있어 보였다.

한 달 후에 만났더니 많이 좋아졌다며 집단토론이 완전히 자유로워졌다고 했다. 남미에서 열린 전 세계의 신부들 모임에 다녀온다고 하더니, 하루는 저녁 일곱 시쯤 전화가 와서 급한 목소리로 좀 만났으면 좋겠다고 했다. 그는 남미 회의에 무사히 다녀왔고 이 교수에게서 지도받은 것으로 크게 인정을 받았다고 했다.

받는 것과 주는 것을 터득하면 도통(道通)했다고 볼 수 있다. 왜냐하면 중생은 받는 것에만 혈안이 되어 있고 줄 줄 모르고 또한 잘 받지를 못한다. 잘 받는 것이 주는 것이기 때문이다. 줄 때도 받으려고 주기 때문에 마음이 편치 않고 주는 것이 곧 받는 것이라는 경지를 모른다.

도리와 정신 건강

어릴 때에는 도리(道理)라는 것을 인간을 구속하고 압박하는, 심지어는 야만적인 제도의 유물처럼 생각한다.

옛날 특히 유교가 지배 사상이던 조선조 때에는 걸핏하면 '소인'과 '아녀자'를 운운하였다. 소인이란 인격이 미숙한 어른 남자이고, 아녀자는 어린 아이와 여자를 말한다. 이와 반대되는 말은 군자나 성인이다.

나는 아직 도리대로만 움직이는 사람을 보지 못했다. 고려의 보조 국사가 당시의 불교계가 타락한 것을 개탄하고 동지를 규합해서 바른 도를 닦자는 취지를 적은 「정혜결사문(定慧結社文)」을 보면, '처음에 동지 십여 명을 모았으나 도를 닦을 장소를 얻지 못하다가 거의 십 년이 지나서야 도를 닦을 장소를 얻어 옛 동지를 불러 모으니, 혹은 죽고 병들고 명리(名利)를 구하여 모이지 않아 남은 승(僧) 서너 명과 원을 풀었다'는 구절이 있다.

대부분의 동지가 떨어져 나갔지만 그래도 몇 명이라도 남아 있었으니 현재까지 계속 도의 맥이 끊이지 않고 있는 것이 아니겠는가?

내가 일생 동안, 그리고 정신과 의사로서 40여 년의 경험을 통해 느낀 것은 도리를 내세우는 사람은 자기 스스로 도리를 지키지 않고, 남에게만 도리를 강요하는 사람이고, 도리를 지키는 사람은 말 없이 도리를 실천할 뿐이라는 것이다.

스스로 부모에게 할 도리를 못한 사람이 자기 자식은 본인에게 자식의 도리를 다 해 주기를 바라거나 강요한다. 스스로는 형제의 도리를 하지 않는 사람이 형제간에 그럴 수 있느냐고 대든다. 부부 간의 도리를 못하는 사람이 역시 그러하고, 모든 대인 관계가 또한 이런 식이다. 그래서 나는 환자가 알아들을 만한 단계가 되면, 모든 것을 거꾸로 생각하면 모든 것이 분명해지고 마음이 편해진다는 것을 알려 준다.

부처님께서 깨달으셨다는 것의 핵심도 바로 이것이 아닐까 한다. 이것을 서양의 정신분석에서는 투사(投射)라고 한다. 남에게 나타내기 싫고, 스스로도 인정하기 싫은 마음을 남에게서 보는 착각을 일으키는 것을 말한다. 세상의 모든 문제와 다툼은 여기에서 비롯된다. 모든 갈등을 없애려면 투사를 없애야 한다. 투사를 없애기 위해서는 자기 마음을 깨달아야 한다. 투사를 일으키는 마음은 깨달아 보면 『원각경』에 명시되어 있듯이 사랑과 미움에서 나오는 것이고, 미움은 사랑을 갈구하는 데서 생긴다. 자기는 아무것도 하지 않고 내가 어머니 배 속에서처럼 남이 모든 것을 보살펴 주기를 바라는, 사랑을 갈구하는 갈애가 완전히 없어져야 부처가 되고 성인이 된다.

서양 정신분석의 핵심도 불교와 마찬가지로 투사를 없애는 것이 목표이다.

정신분석 치료를 할 때 환자와 치료자의 관계가 잘 이루어지면 환자는 치료자의 사랑, 인정, 관심을 자기에게 집중시켜서 의지하려는 경향이 강해진다. 이것은 어린아이가 어머니에게 사랑을 갈구하는 것과 같다. 이런 사랑을 받고자 하는 욕구는 너무나 엄청나고, 밑 빠진 독에 물 붓는 격으로 끝이 없기 때문에 충족시키기 어렵다.

그러므로 정신분석과 같은 통찰(洞察) 치료에서는 환자의 이런 유아적인 요구를 충족시키는 것이 불가능하기 때문에 필연적으로 치료자에게 미운 감정이 생긴다. 그러나 사랑을 받고자 하는 사람에게 미운 감정을 나타내면 사랑을 받지 못할 것 같아서 환자는 미운 감정을 감추고 억압을 한다. 그렇게 되면 불안, 죄책감, 자학, 기타 여러 가지 증세를 나타낸다.

원래 환자는 정상적으로 받아야 할 부모, 특히 어머니의 건강한 사랑을 받지 못해서 노이로제에 걸렸기 때문에 치료 받을 때에는 이런 사랑과 미움의 감정을 감추지 말고 치료자에게 말로 표현을 하도록 유도한다. 그래서 이런 장애의 원인이 되는 미움과 사랑의 근원을 인식시켜서 현실적으로 그럴 필요성이 없다는 것을 깨닫게 한다. 환자는 되풀이하여 깨닫는 데서 조금씩 이런 감정이 줄어들고 이런 감정에서 완전히 벗어나게 되면 불교에서 말하는 해탈의 경지에 이른다. 사랑받고자 하는 욕구가 적을수록 도가 높고 정신이 건강하다고 볼 수 있다.

어떤 처녀는 네 살 때 어머니가 자살하고 계모 밑에서 컸는데 중 · 고등학교 때부터 부모에게 반항하기 시작했다. 고등학교를 졸업한 후 취직은 했지만 우울증과 신체 증상 때문에 직장을 그만두고 내게 치료받게 되었다.

이 처녀의 병은 어머니가 죽었다는 것을 받아들이지 못해서 생긴 병이었다. 어머니가 자식을 위해서 자신을 희생해야 하는 것이 마땅한 도리인데 자식을 버리고 어떻게 죽을 수 있을까. 고통이 오죽했으면 자식을 버리고 자살을 했을까 이해도 되지만 감정으로서는 도저히 받아들일 수 없었던 것이다.

어머니의 죽음을 받아들였더니 마음이 편안하고, 자유롭고, 좋았는데 그것도 한 시간밖에 지속되지 않았다고 한다. 자기도 모르게 또다시 어머니에 대한 원망에 빠져들어, 어머니의 사랑을 받고자 하는 마음과 어머니를 원망하는 마음이 무수히 반복되는 것이었다. 그러다 점차 어머니의 죽음을 인정하는 시간이 길어지자 그제야 인격이 성숙되고 건강이 회복되었다. 불교에서 말하는 진여(眞如)로서 습기(習氣)를 훈습(薰習)하는 것과 같다.

도리나 윤리는 성숙한 사람, 부처, 성인에게는 현실에 따라 자연스러운 것이다. 단지 인격이 미숙한 사람은 명예와 이익, 다시 말해서 인정, 사랑받고자 하는 욕구 때문에 스스로 바른길을 가려고 해도 갈 수 없어서 외부나 양심의 구속이 필요할 뿐이다.

공자가 말한 '일흔이 되어 하고자 하는 대로 해도 법도에 어긋나지 않는다'는 경지나 불교에서 '도를 닦아서 사랑과 미움의 습기를 벗어나면 마음이 드러난 땅의 흰 소[露地白牛]와 같이 농작물[苗稼]을 상하지 않는 경지'가 바로 이런 경지이다.

경봉 스님은 생전에 정신과 의사들에게 "환자들은 열등감에 젖어 인정과 사랑을 받고자 하니 무조건 네가 최고라고 해 주라."라고 하셨다.

출세하고 싶은 사람은 도를 닦으면 출세할 수 있다고 생각해야
한다. 중생을 제도(濟度)할 때나 환자를 치료할 때나 정치, 외교, 일상
생활의 처신에 있어서도 명예와 이익을 찬양하고 조장해서는 안 된
다. 하지만 상대방을 바른길로 인도하기 위해서는 바른길로 가는 것
이 자기의 이익이 된다는 것을 보여 주어야지, 도리로서 가야 한다
고 하면 따라오지 않는다는 것을 명심해야 한다.

경봉 스님과 정신과 의사들

경봉 스님이란 분이 계시다는 소리를 들은 지 한 20년쯤 된 것 같다. 동국대학교 교수로 있던 친구로부터 여름방학에 해인사에서 하는 수련 대회에 강사로 오셨다는 말을 들었고, 역경 위원으로 있는 분이 우울증으로 내게 정신 치료를 받고 있을 때 경봉 스님을 한번 만나 보라는 말을 들은 것이 1965년이었다.

이 역경 위원이 대혜 선사의 『서장(書狀)』을 펼쳐 놓고 여기저기를 가리키면서 내게 뜻을 물어보는데 내가 답변을 하는 동안에 불교는 정신 치료이고 그 핵심은 집착을 없애는 것임을 알게 되었다. 그해에 동국대학교 총장 조명기 박사에게 부탁을 해서 불교를 배울 강사를 추천받아서 정신과 의사, 심리학자, 철학자, 교육학자 때로는 신부도 참가해서 현재까지도 공부를 계속하고 있다. 처음에는 행원 스님, 월운 스님, 황성기 교수, 이희익 씨, 탄허 스님, 이종익 교수, 지관 스님에게 배웠고 현재는 경봉 스님의 제자인 종범 스님이에게 배우고 있다.

1966년인가 1967년 여름에 월운 스님이 지리산 기슭에 있는 절에 가서 5~6일 지내면서 『서장』을 끝내자고 해서 나도 가기로 했는데 환자 때문에 못 가고 다른 분들만 다녀왔다. 모든 사람이 이구동성으로 말하기를, 절에 5일간 있었던 것보다 통도사에 가서 경봉 스님을 한 시간 만난 것이 가장 큰 수확이었다고 하는 것이 아닌가.

그분들의 얘기는 이러했다. 지금은 작고한 철학 교수에게 주색에 곯았다고 툭 치고, 50대 심리학 교수에게는 취미가 뭐냐고 물어서 등산이라고 하니 어깨를 치면서 정신 건강도 도모해야지 하더라면서 고목 같은 인상인데 꼭 이 선생 같더라고 했다. 이분은 나보다 다섯 살이 더 많은 교수다. 또 다른 심리학 교수에게는 집착이 강하고 하고, 40대 다른 심리학 교수에게는 여기 와서 1년간 도를 닦으면 세상에 무서운 것이 없어진다고 해서 한동안 그렇게 해볼까 진지하게 생각을 해 보았다는 것이었다. 처음에 찾아가니 얼굴을 봤으면 됐지 뭘 더 만나서 얘기할 것이 있느냐고 하더라는 것이다. 한 사람만 빼놓고는 나쁜 점을 지적받았는 데도 모두들 깊은 감명을 받았다는 것이다.

그 후에도 많은 사람들이 한번 만나 뵈라고 내게 권했으나 좀처럼 만날 기회가 없었다. 그러나 지금 모 의과대학 정신과 조교수로 있는 제자 가운데 경봉 스님의 제자를 자처하여 자주 내왕하는 제자도 있고, 부부 동반으로 가서 스님을 뵙고 스님의 글씨를 받아서 걸어 놓고 있는 제자도 있었다. 이런 제자들이 언제 한번 경봉 스님을 찾아가 뵙자고 해서 정신과 의사, 심리학자 30여 명이 통도사 극락암에서 두 차례나 잠을 자면서 이틀씩 지낸 일이 있었다. 지금은 모두 나이가 들어서 그렇게까지는 못할 것으로 생각이 되나 당시는 30~40대가 대부분이라 새벽 2시까지 술을 마시고 노래를 불러도 스님은 조금도 나무라는 말씀이 없었다. 하룻밤을 극락암에서 묵고 다음날 스님의 법문도 들었다. 우리들의 직업이 정신 치료나 상담이기 때문에 그 방면의 얘기를 나누는 것이 상례였다.

경봉 스님은 개업을 하고 있는 친구가 병원에 연락하는 것을 옆에서 보고 계시다가 다른 친구가 수화기에다 손으로 입을 가리고 소곤소곤 전화를 거니까 그게 뭐냐고 고함을 꽥 지르셨다. 또 다른 친구가 전화를 거는데 냅다 큰 소리로 말하니까 스님은 됐다고 칭찬을 하셔서 칭찬받은 친구는 매우 흐뭇해했다. 그 외에도 사람마다 한마디씩 지적을 해 주셔서 모두들 만족해했었다.

한번은 댓 명이 가서 만나 뵙는데 한 사람, 한 사람씩 "니 병은 뭐고?"라고 묻더니 내 차례가 되니 "의사가 아니고 도인이 됐으면……." 하셨다. 내가 평소에 깨달음에 이르는 과정을 그림으로 그린 십우도(十牛圖)와 서양의 정신분석이나 정신 치료 과정의 묘사가 비슷한 점이 있어서 스님들에게 물어도 신통한 답을 얻지 못해서 경봉 스님에게 물었더니 스님도 만족스런 답을 주지는 못했다. 미련이 남아 나중에 다시 물었더니 다 끝난 걸 왜 그러느냐고 하시는데 나는 한 대 맞은 기분이었다. 분명히 대답을 못하는데 왜 또 묻느냐, 물어도 소용이 없는 짓을 왜 하느냐, 나에게는 이렇게 들렸다. 여기에서 스님은 전혀 집착이 없고, 있는 그대로 자연스럽고 아무런 잡심이 없고, 무엇을 도울 수 있는가 그것에도 집착이 없는 마음의 자세를 가졌다는 것을 느낄 수 있었다.

다음에 환자 치료에 대해 우리들에게 좋은 조언을 해 주셨다. 우리가 하는 환자 치료나 스님이 하시는 중생제도가 공통점이 많고, 실제로 많은 노이로제 환자들이 스님을 찾아가기 때문이다. 스님은 첫째로 마음을 잡아서 끌어들여야 된다고 말씀하셨다. 우리가 환자를 치료할 때도 우선 치료자와 환자 사이에 관계가 이루어져야 된다는 것을 지적하신 것이다. 관계가 형성되지 않으면 치료고 교육이고, 정치고 지휘고 있을 수 없기 때문이다.

그래서 "네가 제일이다, 네 말이 맞다."라고 해 주라는 말씀이었다. 이것을 우리는 노이로제에 걸린 환자를 정신 치료하는 데 있어서 근기가 약한 사람에게는 근본적인 통찰(洞察) 치료 대신 일종의 망상을 강화시키고 진실을 보지 않게 도와주는 지지 치료를 해 주라는 뜻으로 받아들였다. 정신의 불건강이란 자존심이 낮은 것이기 때문에 우선 자존심을 북돋아 주라는 것은 너무나 타당한 말씀이라 하겠다. 많은 환자를 대하는 사이에 경험으로 터득하신 것으로 짐작된다.

그리고 사람을 탁 보시고 핵심을 꿰뚫어 보시며 지적을 하고, 순간적인 행동에서 나타나는 그 사람의 핵심적인 문제를 지적하는 직지인심(直指人心)을 잘하셨다. 사람이 자기가 가장 보기 싫어하고 남에게도 드러내기 싫어하는 점을 지적당하고도 고마워하는 이유는 오로지 중생제도의 자비심에서 나오는 말이라는 것을 상대편에게 느끼기 때문이다. 또 따뜻한 사랑이 깃들어져 있는 것을 느낄 수 있고 자기를 존중해 준다는 것을 느끼기 때문이라고 생각된다.

얼굴 봤으면 됐지 얘기할 것이 뭐 있느냐는 말씀이 시간이 갈수록 깊은 뜻으로 느껴진다. 그것은 서양 사람들이 말한 정신 치료에서 관계라는 것은 개념화할 수 없고 오로지 지각될 수 있을 뿐이라

할 때 지각이 스님이 말씀하신 상견인 것이다. 말하자면 무념의 경지라고도 할 수 있을 것이다. 서양의 정신분석에서 해석의 뜻은 환자가 보고하지 않는 마음을 지적하는 것을 말한다. 이것이 바로 선에서 말하는 직지인심이고 앞에서 본 바와 같이 스님이 실천하셨던 것이다.

불교의 수도에서 탐·진·치 삼독을 없애는 것이 목표라면 경봉 스님에게서는 정말 탐·진·치의 흔적도 볼 수 없었다. 좀 더 일찍 스님과 만나지 못한 것이 한스러울 뿐이었다.

대인 관계의 비결

여러 해 전에 내가 가르친 제자 한 사람이 취직자리를 구해야 할 형편이 되어 나를 찾아와서 자리를 알아봐 달라는 부탁을 해온 일이 있다. 나는 종일 환자를 대하고 학술 활동 이외에는 이른바 사람들과 교제를 하지 않는 편이라 늘 접촉하는 동료 이외는 그런 부탁을 할 기회가 적은 편이다. 가까운 동료 교수에게 말을 건네 보았더니 내 제자는 그 학교 출신이 아니라 채용하기가 어렵다는 얘기였다. 물론 나는 그럴 것이라고 동의를 했다. 왜냐하면 의과대학은 대체로 폐쇄적이라 가능하면 자기 학교 출신을 채용하는 경향이 있기 때문이다. 나는 시간을 좀 두고 그 교수에게 내 제자의 특징이나 특기, 장단점을 얘기하였다. '그 학교 출신이 아니라도 후진을 육성해서 다른 대학이나 사회에 내보내는 것은 그 의과대학이나 동료 교수의 영향력 범위가 넓어지고 국가적으로도 인재가 늘어나는 것이니, 6개월이나 1년 시험적으로 써 보고 적당치 않으면 내보내면 되지 않는가? 내 생각으로는 도움이 될 것으로 생각한다'고 권유를 해서 결국 취직이 된 일이 있다.

나는 늘 내 제자를 다른 동료에게 소개할 때 동료 교수에게 충성을 하라고 일러둔다. 그리고 "그 교수가 좀 까다롭다는 평이 있지만 사람이란 누구나 자기가 좋아하고 존중하는 것을 남도 같이 좋아하고 존중해 주길 바란다. 또 자기가 싫어하는 것을 하지 않으면 다른 것에 다소 실수가 있어도 문제가 안 된다. 그러나 좋아하고 싫어하는 것이 사람마다 다르니 그 사람이 무엇을 제일 싫어하고 무엇을 제일 좋아하고 존중하는가를 알아야 하고 자기가 좋아한다고 해도 상대방이 싫어하는 것도 있으니 자기 본위로 하면 안 된다.

가령 어떤 교수는 환자를 열심히 보고 공부를 잘하면 다소 출퇴근 시간이 늦어도 크게 문제를 삼지 않지만, 또 어떤 교수는 자기를 무시한다고 느끼면 다른 것을 잘한다 해도 출근 시간에 늦은 것은 결정적인 결함이 된다. 대인 관계의 비결은 상대방이 싫어하는 것을 하지 않고 좋아하는 것을 하는 것이다. 왜냐하면 남이 내가 좋아하고 존중하는 것을 무시하고, 내가 싫어하는 것을 되풀이한다면, 더구나 그러지 말라고 경고하는데도 그렇게 한다면 어떤 사람이든 자기를 무시한다고밖에 달리 느낄 수가 없는 것이다. 인간이란 누구나 자기를 존중해 주는 사람을 좋아한다. 남이 좋아하는 것을 존중하고 남이 싫어하는 행동을 하지 않으면 대인 관계는 아무런 문제가 없다."라고 말했다.

이렇게 말한 두 가지를 명심하라고 일러두고 그 직장에 보냈다. 그 후에 들려오는 말이 내 제자는 그 학교 출신으로 외국에서 전문의 자격을 받아 온 사람보다도 승진이 빠르고 그 학교 출신보다 이 친구를 지나치게 좋아한다는 것이었다. 그 교수도 내 제자만 보면 싱글벙글 웃고 기뻐한다는 것이다.

그 후에 또 몇 해가 지나서 그 학교를 나온 두 젊은 교수가 승진이 안 되어 한번 찾아오겠다고 하더니 마침내 나를 찾아와서 하는 말이 '주임교수와 내가 친한 사이니까 말을 해 줄 수 없느냐'는 눈치였다. 그래서 나는 아무개를 그 학교에 취직시킬 때 교수가 좋아하는 것을 존중하고 싫어하는 행동을 하지 말라고 가르쳐서 보냈던 사실을 얘기해 주고 그렇게 해 보라고 했더니 "알겠습니다." 하고 돌아갔다.

몇 달이 지나서 이 친구가 내게 또 찾아왔는데 도자기로 된 필통을 선물로 가지고 왔다. 둘 다 승진이 됐다는 얘기다. 어떻게 해서 승진이 됐나 물어보니 좀 부끄럽고 환한 웃음을 띠면서 하는 말이 선생님이 골프를 좋아하셔서 연습장에 가서 같이 골프 연습을 했다는 것이다. 나도 그 말을 듣고 크게 웃었다. 그 교수는 그 당시 처음 골프를 배우느라고 같이 배울 상대가 절실히 필요한 시기였던 것이다. 물론 이 젊은 두 친구들은 승진이 된 뒤에는 골프를 치지 않았다. 그것은 자기들 수입으로는 현실적으로 불가능했기 때문이다.

정신병이나 노이로제 환자를 치료하다 보면 환자란 늘 자기가 좋아하는 것을 존중받지 못하고, 싫다고 하지 말아 달라고 부탁을 해도 부모나 배우자가 자꾸 하는 데서 오는 희생자라는 것을 알 수 있다. 어떤 정신과 의사든지 정신병에 걸린 환자들을 치료하다 보면 자주 경험하는 일이지만 자기의 아버지는 대통령이다, 모 재벌의 총수다, 국무총리다, 또는 어떤 유명한 외국인이라고 굳게 믿는 망상에 빠져 있는 것을 종종 볼 수 있다.

이런 경우를 보면 부모가 아이와 의사소통이 안 되고 지나치게 그 아이에 관심이 없다거나 반대로 외아들 같은 경우에 관심이 너무 지나쳐서 모든 일에 간섭하고 아들이 성장에 필요하고 원하는 것을 해 주지 않으며 부모 생각에 아들에게 좋다고 생각하는 것만 강요한다. 본인이 필요한 것을 스스로 생각하기도 전에 미리 해 주고 일류 학교, 과외, 좋은 옷, 먹는 것, 돈은 잘 제공해 주지만 본인이 바라는 친구나 운동, 독서와 여행도 못하게 하니 아들이 볼 때에는 자기가 원하는 것은 깡그리 무시되고 부모의 의사만 강요당하는 셈이다. 아무리 하지 말라고 해도 들어주지 않으니 아들은 자신을 낳은 부모라면 그렇게 할 리가 없다고 생각하고 자신을 낳은 부모는 따로 있으며, 그런 이상적인 부모가 대통령이 되고 재벌이 되고 외국인이 되는 것이다.

부부 관계에서도 마찬가지다. 남편이 좋아하는 음식은 안 해 주고 아내가 좋다고 생각하는 음식만 한다거나 의복이나 모든 활동을 아내가 좋아하는 식으로 강요를 한다거나, 아내가 싫어하는 데도 남편이 막무가내로 듣지 않는다거나, 이 모든 것이 상대방의 인격을 무시하기 때문이다. 이런 부모나 배우자는 자기 자신이 아닌 자녀나 배우자에게서 자존심을 충족시키고자 하기 때문이다. 즉 자녀나 배우자를 자기의 연장으로 보기 때문이다.

모든 대인 관계의 갈등은 여기에서 비롯되고 개인의 정신장애와 사회병리가 여기에서 배태된다. 당하는 사람은 숨을 쉴 수도, 말을 할 수도 없는 독재 상황인 것이다.

대인 관계의 비결이 아무리 좋다고 해도 자기 이익을 위해서 타인을 이용하는 것은 결국 탄로 나서 원수가 된다. 왜냐하면 상대방은 나를 진심으로 대하기 때문이다. 성실하게 진심으로 상대방의 인격을 존중하는 도(道)가 바탕이 되지 않으면 사술(詐術)로 전락하게 된다.

스트레스와 건강

스트레스를 풀어야 된다는 말을 우리의 주변에서 자주 듣게 되지만, 이 말이 오늘날과 같이 사용하게 된 것은 40년의 역사를 가졌다. 처음에는 비과학적인 말로 오해도 받았으나 지금 미국에서는 '스트레스 연구소'라는 곳도 있다. 스트레스란 몸이 감당하기 힘든 자극을 받아서 힘이 빠지는 증세를 의미하는데 지금은 그 증세와 원인까지도 포함한다. 쉽게 말해서 몸에 무리가 가는 것이다.

외부에서 무리한 자극이 가해지면 몸은 이에 대비해 전력투구(全力投球)를 하기 위해서, 스트레스 호르몬이 불어난다. 더불어 모르핀과 같이 고통을 잊게 해 주는 물질이 몸 안에 생긴다는 것이 발견되었다. 전자는 발견된 지 오래되었지만 후자의 발견은 최근의 일이고 무당굿 효과의 일부로 춤과 북소리가 이 고통을 없애 주는 물질을 만든다는 주장을 무속(巫俗) 관계 국제회의에서 제기한 학자가 있다.

미국의 '가정의 협회' 발표에 의하면 가정의를 찾는 환자들 증상의 3분의 2는 스트레스와 관계가 있고, 미국의 6대 사인(死因)인 관상 동맥 질환, 암, 폐 질환, 사고로 인한 상해(傷害), 간경변, 자살의 직접 또는 간접적 원인으로 스트레스가 작용한다고 알려져 있다. 미국에서 제일 많이 팔리는 약이 궤양에 먹는 타가메트, 혈압을 내리게 하는 인데랄과 신경안정제인 바리움이다. 우리나라도 미국 정도는 아니지만 미국식 생활을 모방함으로 인해서 이와 비슷한 추세를 보이고 있다.

스트레스에 관계되는 질병을 잘 치료할 수 있게 미국 의과대학은 교육 과정에 행동과학(行動科學)이라는 과목을 신설했는데 우리나라는 24개 의과대학 중 11개 학교에서 가르치고 있다. 동양의학에서는 예부터 대부분의 병이 마음에서 생기고, 정신 수양이 부족해서 생기고, 병을 예방하기 위해서는 도를 닦아야 한다고 했는데 이를 서양의 과학이 증명해 오고 있는 셈이다.

이래서 새로 생겨난 학문이 '정신 신경 면역학'이라는 학문이다. 이것은 마음, 다시 말해서 감정 상태에 따라서 신체를 방어하는 힘이 좌우되는 것을 연구하는 학문이다. 40년 전에 셀리에라는 사람은 스트레스가 만성화되면 화학적 변화가 몸에 일어나서 고혈압을 일으키고 동맥경화를 가속화해서 병에 대항하는 면역 체계를 약화시킨다는 점을 발견하였다.

스트레스가 되는 것은 전쟁과 같이 어느 정도 누구에게나 공통적인 요소가 있지만 보통 상대적이어서 어떤 사람에게는 스트레스가 되는 것이 다른 사람에게는 스트레스가 되지 않는다. 스트레스가 되는 모든 사람에게 공통적인 요인은 생활의 변화라는 것이 밝혀졌다. 결핵이나 당뇨와 같은 병은 언제나 스트레스를 불러일으키는 사건이 있은 후에 발병하는 것으로 알려져 있다.

스트레스를 측정하는 척도로 고안된 것을 보면 배우자의 사망이 100점, 이혼이 73점, 별거가 65점, 수감(收監)이 63점, 가족의 사망이 63점, 결혼이 50점, 임신이 40점, 집을 사는 것이 31점, 성탄절이 12점으로 나왔다. 미국에서 젊은 의사 88명을 조사한 결과 300점 이상을 얻은 사람의 70퍼센트가 위나 십이지장궤양, 정신장애, 골절, 기타 건강 문제가 각종 위기가 있은 2년 내에 발생하는 것을 보았고 200점 이하는 37퍼센트만이 이런 병이 발생하는 것을 관찰했다.

생활상의 큰 사건이 건강에 좋지 않다는 것은 여러 번 확인되었고 영국 의학지에 발표된 예로는, 1981년 아테네에 지진이 있은 다음 며칠 동안 심장마비로 사망한 사람이 급증했다는 것이다. 앞서 말한 스트레스 척도의 점수가 높은 경우 스트레스 호르몬의 분비가 증가한다는 연구 결과가 있고 배우자 사망 8주 후에 면역반응이 감퇴하고 감염이나 암에 걸리기 쉽다는 연구도 있다. 내가 잘 아는 사람으로서 간암에 걸린 경우를 보면 예외 없이 화병(火病)이고 평소의 성격이 속으로는 의존적이면서 겉으로는 독립적인 것처럼 보이고, 속으로 앙심을 품고 표현이나 처리를 잘 못하는 성격이라는 것을 알 수 있다.

어떤 학자는 생활상의 큰 변동보다 일상적인 성가심이나 말다툼이 더 우울증이나 질병을 일으킨다고 한다. 남편이 연락 없이 늘 밤늦게 들어와서 기다리게 하는 것 또는 마누라의 바가지나 히스테리가 좋은 예가 될 수 있다. 배우자의 성격 때문에 병이 나는 경우는 이런 경우에 해당한다고 볼 수 있다. 미국에서는 장모나 시어머니가 온다는 얘기만 해도 신체 조직의 손상을 일으키는 것이 실험으로 증명돼서 장모나 시어머니가 미국의 질병의 흔한 원인이라고 주장되고도 있다.

빈민굴에 사는 사람들은 고혈압인 경우가 많고 사망률이 높다. 이혼이나 실직의 여파로 심장병 사망률이 높아지는 반면 모르몬 교도, 수녀, 교향악 지휘자들은 건강하고 장수를 한다. 과부는 유부녀보다 사망률이 3~13배나 높다. 암이나 정신병, 자살하는 사람은 부모와 가깝지 않고 가족에 대해 부정적 태도를 지니는 사람이 많다. 가까운 벗이 없는 사람은 2~3배 더 빨리 죽는다. 동물실험에서도 동거자가 있는 것이 건강에 좋은 것으로 증명되었다. 미국에 많은 자조(自助) 집단은 스트레스 해소에 좋다. 말하자면 동병상련하며 병이나 문제를 서로 도와가면서 극복하기 때문이다.

심장병 환자도 가족이 따뜻이 감싸 주면 더 오래 산다. 환경을 자기가 조절할 수 있으면 건강에 좋고 그렇지 못하면 좋지 않다. 직장에서도 자신에 대한 요구는 많고 결정권이 없는 일이 가장 건강에 해롭다.

스트레스를 잘 받는 성격은 적은 시간에 너무 많은 일을 하려고 하거나 또는 사소한 일에 화를 내고 타인과 싸우려고 하면 심장병에 걸리기 쉽다고 한다. 이런 사람은 금방 무슨 큰일이 일어날 것처럼 행동한다. 반대는 조용한 사람이다. 불교에서 말하는 부동심(不動心)을 가진 사람이다.

미국에서는 스트레스에서 오는 나쁜 영향을 줄이기 위해서 여러 가지 대책을 강구하고 있다. 스트레스 처리 사업이 작년 9월에는 120개였던 것이 300개로 불어났고 주로 병원에서 주도하고 있다. 심장병이나 중증 고혈압에는 금연, 체중 감소, 소금이나 카페인 섭

취를 줄이고 경우에 따라서는 스트레스 호르몬을 방해하는 인데랄이라는 약을 주고 주로 심신을 푸는 훈련을 시킨다.

또 참선에서 말하는 '쉬어라'라는 훈련을 한다. 티엠(T.M), 근육 이완, 기계로 심신을 조절하는 바이오피드백(biofeedback), 자기최면, 율동적 호흡과 체조를 한다. 편두통, 긴장성 두통, 수족 냉증, 위궤양, 대장염 등에 이런 방법을 쓴다. 당뇨병, 암환자에 실시하는 사람도 있다. 500개의 법인체에서도 최고 경영진을 위한 이런 프로그램이 있다.

요점은 현대 서양의학의 스트레스 해소책이 동양의 유교나 불교 노장에서 말하는 수도로 돌아가고 있다는 것이다. 가족 관계와 대인 관계를 돈독하게 하고 부동심을 가지고 쉬라는 것으로 귀착이 된다.

신체 건강과 정신 건강

요즈음 건강에 대한 기사가 신문이나 잡지 또는 TV뿐만 아니라 일
상의 대화에도 자주 등장한다.

건강식품, 자연식, 헬스클럽, 에어로빅 댄스에 대한 비판도 있다.
이런 논의들은 진정한 의미의 건강이란 무엇인가를 계몽하자는 데
에 목적이 있는 듯하다.

지난해 늦여름에 고등보통학교를 같이 입학한 동기생들과 입학
50주년을 맞아 점심을 같이 한 적이 있었다. 대략 우리 동기생들은
3분의 2 이상이 세상에 없다. 그날도 몸이 불편해서 못 나온 친구,
이민 간 친구, 사정이 있어 못 나온 친구 등 몇 사람 빼고 다 모인 셈
인데 30명 가까이 된 것 같다. 입학 당시의 인원은 100명이 넘었으
니까 4분의 1이 모인 셈이다.

그날 모인 친구들은 모두 건강 상태가 좋은 친구들이다. 그중
에 어떤 친구는 10여 년 전에 뇌출혈로 쓰러져서 병석에 누웠다가

몇 년 만에 지팡이를 짚고 바깥출입을 했는데 그날은 지팡이도 없이 건강이 아주 좋아 보였다. 결국 건강이 좋은 친구들은 활동적이고 마음이 편하고, 운동을 하고 있다는 것을 확인할 수가 있었다. 반신불수였던 친구는 골프를 자주 하면서 낚시와 산보를 열심히 하고 있다. 몸이 좋지 않은 친구가 한두 명 있었는데 이런 친구들은 실직 상태가 오래 가고, 집에서 손자를 보는 등 스스로 만족스러운 환경이 아니며 그다지 운동을 열심히 하지 않고 있었다.

내 경우를 보면 30대, 40대, 50대 중반까지는 몸이 약했다고 볼 수 있다. 7, 8년 전에 어떤 후배가 나이를 먹으면 운동 부족이 되니, 1년 전에 시작한 골프를 같이 하자고 해서 골프를 시작하였다. 그때 깨달은 것은 그동안 운동 부족이 이만저만이 아니었다는 것이다.

어떤 때는 종일 앉아서 환자를 보고 있다가 저녁에는 한문 공부한다고 강습소에 나가서 9시에 집에 와서 저녁을 먹곤 하였는데, 하루는 2층에 올라가는 데도 숨이 가쁠 정도였다. 계단을 내려갈 때는 어지러울 때도 있고, 잔디의 잡초를 뽑느라고 몇 분간 앉아 있으면 허리가 빠개지는 것 같이 아픈 때도 있었다.

제자들과 가끔 등산도 하고 아침에 산보도 하고, 집에 있는 역기도 들고, 앉아서 하는 운동, 방에서 타는 자전거, 엎드려 팔 뻗치기, 마당에 줄을 매어 놓고 플라스틱 공을 달아 골프채로 친다. 여기다 TV에서 하는 체조를 여름에는 거의 매일 한다. 이렇게 죽 나열하면 운동을 많이 하는 것 같지만 그렇지 않다.

요즘은 일이 밀리고 날씨가 추워서 방 안에서 타는 자전거는 환자를 돌보는 중간 쉬는 시간을 이용하여 2~3분씩 타고 또 시간이 조금 있으면 엎드려뻗치기 100번 정도 하고, 팔다리를 흔들고, 퇴계 선생이 늘 했다는 앉아서 양손으로 허리를 문지르는 운동을 몇 백 번 한다. 이 운동은 혈액순환이 잘되고 피로 회복에 도움이 된다. 마당에서 골프채를 흔드는 것은 해가 짧고 추워서 시간이 있을 때만 한다.

나이 50이 훨씬 넘어서 하루에 잠깐 하는 운동으로도 근육이 발달하고 체격이 달라지는 것에 놀라웠는데, 20~30대에 같은 대학에 있던 사람이 30년 만에 만나서 하는 첫마디가 폼이 좋아졌다는 것이다.

한편 지금 서양의학의 최첨단은 우리의 전통에서 내려오는 동양의학이나 사상에서 말해 오던 것과 같은 결론에 도달하고 있다. 옛날 서양의학은 신체적인 건강을 더 중요시하는 경향이었다. 지금 서양의학에서는 병이 생활 방식, 성격, 마음가짐과 먹는 것, 스트레스에 좌우된다는 것이 확실해지고 있다. 병이라는 것이 유전병 이외에는 병균이나 바이러스에 감염되거나 아니면 성인병인데 정신이 건강하면 자기 몸을 알아서 잘 다스리게 되고, 마음이 편하면 병균에 대한 저항력이 강해진다는 것이 증명되고 있다. 암이나 심장병 치료도 식이요법과 마음을 편안하게 해서 치료를 하는 경향이다.

가장 알기 쉬운 경우로 옛날에 불교계에 몸담고 있던 분이 우울증으로 내게 정신 치료를 받은 일이 있는데, 치료를 받고서는 오뉴월에도 걸리던 감기가 뚝 떨어졌다고 했다. 다른 환자들도 그런 보고를 하는 경우가 많았다. 감기에 잘 걸리는 사람은 첫째로 몸을 잘 다스리지 않기 때문이다. 추운데 맨발로 다닌다든지, 옷을 챙겨 입지 않는다든지, 감기에 걸려서도 빨리 고치려고 하지 않기 때문이다. 이것은 정신 건강의 문제이고, 성격이고, 마음가짐의 문제다. 내 경우에도 감기가 가볍게 들었다가 나가는 것을 알 수 있다.

한 20년 전의 일이다. 5·16 혁명 직후의 혼란기에 학교 문제를 바로 잡으려다가 거꾸로 감옥에 갇힌 일이 있었다. 이때 회사 책임자로 있다가 부정축재 죄목으로 감옥에 잠깐 갇힌 70대 초반의 모 사장을 출감 후 길에서 만났다. 그분의 집이 우리 집 근처라 잠이 안 온다고 한번 진찰을 받으러 오겠다고 하더니 한 달 후에 나타났다.

어떻게 지내느냐고 물었더니 큰 집에서 장성한 딸과 둘이 살고 있는데 별 취미도 없고 회사 은퇴하고 한 달에 한 번 모 대학의 이사회에 나갈 뿐 특별히 할 일도 없다는 것이다. 그래서 나는 일도 없고, 취미도 없고, 대화의 상대도 없으니 병이 날 수밖에 없지 않느냐고 하면서 생활 방식을 고쳐야 한다고 말해 주고 또 필요하면 다시 오라고 일러두었다. 그 후 소식이 없다가 3~4개월 후에 길에서 만났다. 그동안 어떻게 지냈냐고 물었더니 요새는 잠도 잘 자고 아무 일이 없다고 답했다. 아침을 먹고 나서는 친구를 찾아가서 점심은 꼭 같이 먹고 이런저런 얘기를 하고 집으로 돌아와서 저녁에는 딸과 식사를 하며 지낸다고 한다.

옛날에는 몸이 아프거나 다치면 수양이 부족하다고 생각을 했다. 평소에 몸과 마음을 잘 다스리지 못했다는 뜻이다. 『동의보감』을 보면 '마음을 다스림으로서 미리 병이 나지 않게 하는 것이 신성한 의사이건만 오늘날의 의자(醫者)는 병난 뒤에 약이나 침을 놓으니 이것은 본말이 전도된 것'이라는 구절이 있다. 마음을 다스린다는 것은 집착을 없애는 것이다. 따라서 건강에 집착한 나머지 음식에 지나치게 신경을 쓰거나, 지나치게 운동을 해서 병을 얻거나, 마음을 다스린다고 지나치게 수도에 집착을 하는 것도 정신 불건강의 모습이다.

어떤 것이든 하고 나서 기분 좋을 정도로 알맞게 하는 것이 정신이 건강한 사람의 모습이다.

운동도 혈액순환이 잘 돼서 노폐물이 없어지게 땀이 날 정도로 걷는 것과 몸의 각 부분을 골고루 움직이는 체조면 충분하고 거기에 근육을 발달시키고 싶으면 더 필요한 운동을 하면 된다.

식사 조절과 매일 식전에 산을 오르는 운동으로 당뇨병을 고친 사람도 있다. 일을 찾아서 하는 사람이 오래 산다는 이치가 여기에 있다. 앉아서 남에게 시키기 좋아하는 사람은 심신의 건강이 좋지 않은 사람이다.

대화

정신 건강이란 마음의 평화요, 대인 관계나 자연과의 관계에 있어서의 믿음이요, 조화요, 대화요, 이해이다. 이런 것이 가능하려면 사회가 정의로워야 하고 개인의 인격이 성숙되어야 하고 마음에 잡된 사(私)나 사(邪)가 없어야 한다. 한마디로 정심(淨心)이고, 정심(正心)이고, 수도(修道)인 것이다. 『효경』은 부모에게서 받은 몸을 손상하지 않는 것이 효의 시작이요, 도를 닦고 실천해서 이름을 후세에 드러내고, 부모를 나타내는 것이 효의 마지막이라고 말하고 있다. 요샛 말로 하면 부모에게 받은 몸과 마음을 잘 가꾸는 것, 몸과 마음을 단련·성숙시키는 것, 자기실현 즉 자신의 부모에게 받은 잠재적인 몸과 마음을 십분 발휘하는 것, 자기가 잘되는 것이 효라고 할 수 있다. 즉 효가 곧 정신 건강의 극치라는 결론이 나온다. 그런데 요즘은 지식인들도 효의 바른 뜻을 잘 모르고 있는 현실이다.

이렇게 정신 건강을 말로 하자면 무한정으로 표현할 수 있다. 우선 여기서는 대화란 말을 빌어 현대 동서양 사람들의 삶의 실태를 알아보기로 한다.

내가 20여 년 전에 미국에서 정신의학 공부를 마치고 우리나라로 돌아올 무렵의 일이다. 여름방학 동안 정신병원에 일하러 온 25세 된 여자 대학원생이 있었다. 내가 곧 유럽을 거쳐서 한국으로 돌아간다니까 아무 말도 없다가 눈물을 뚝뚝 흘리고 있지 않은가. 나는 한참 있다가 왜 우느냐고 물어 보았다. 그녀는 이 나라에서 진정한 대화가 어렵다고만 말을 하고서 여전히 눈물을 흘리고 있었다. 이렇게 말하면 독자는 나와 그녀가 많은 말을 나눈 사이인 것같이 생각할지 모르지만 사실은 그렇지 않았다. 환자에 관한 토론을 가끔 했고 식당에서 가끔 만났으며, 목사가 운전하는 차를 타고 당시 대통령 후보였던 스티븐슨 씨의 강연회에 갔다 온 것뿐, 단 둘이서 만난 일은 없었다. 말 없는 중에 다른 사람과 통할 수 없던 마음이 그녀와 통했다는 짐작만 할 수 있을 뿐이었다.

대화가 절실히 필요한 때이다. 이런 일도 있었다. 저녁에 대학 연구실에서 『보조법어(普照法語)』인가 『주역』을 공부하고 나서 다방에서 차를 시켜서 마시고 있는데 몇 사람은 다 마셨고 두 사람은 덜 마셨는데 종업원이 찻잔을 거두어 갔다. 아직 덜 마셨다 해도 그냥 막무가내였다. 어느 해는 여름 더위가 한창일 때 모 교육연구원에서 중·고등학교 교도 교사들의 연수회에 나와서 강연을 해달라고 해서 갔다. 원장실로 안내되어 원장과 인사를 나누고 무엇을 드시겠느냐고 묻기에 오렌지 환타가 있으면 그것을 마시겠다고 했다. 포도 환타는 주지 말라고 비서에게 당부를 했다. 그 비서는 아무런 설명도 없이 내가 안 마시겠다는 포도 환타를 갖다 놓았다. 지금 우리 사회에서는 이런 일들이 가는 곳마다 벌어지고 있는 형다. 상점이나 음식점에 가도 고객이 요구하는 것이 없으면 이것이 더 좋다느니 저것이 더 좋다느니 하며 이것을 먹어라 저것을 먹어라 권한다. 때로는 친절하게 어디를 가 보라고 가르쳐 주는 사람을 만나면 보살의 화신을 만난 기분이 들 정도다. 이렇게 일방적으로 상대방의 입장이나 마음을 고려하지 않는 것은 대화가 아니라 자기의 이기적인 욕구 충족이 목적이다. 상대방의 욕구 충족을 무시하기 때문에 당한 사람도 또 다른 사람을 무시해 버린다. 이 병균이 전 사회에 충만하게 되어 결국은 자기 욕구 충족도 이루어지지 못하는 경지에 이른다.

대화는 타인이나 동식물, 무기물과의 대화뿐만 아니라 자기 자신과의 대화가 가장 중요하다. 석가모니가 깨달은 핵심도 자기 자신과의 대화가 가장 중요하다는 것이다. 보기 싫은 자기 마음을 감추면 그 마음이 밖에 있는 것으로 보인다. 이렇게 해서 갈등을 빚고 개인의 병이나 사회의 병이 생긴다. 운동을 너무 많이 해서 몸이 쇠약해지면 운동을 적게 하는 것이 대화고 음식을 과식해서 배탈이 나면 적게 먹는 것이 내 몸과의 대화다. 그러므로 대화란 사람들이 생각하는 것처럼 말로 하는 것만은 아니다. 오히려 말로 대화를 하는 것은 진정한 대화가 단절되었을 때나, 진정한 대화를 하기 싫어서 자기의 진심을 감추기 위해서나, 자기의 잘못을 감추고 자기의 죄를 상대방에게 뒤집어씌우기 위해서 일 때가 많다. 프랑스의 어떤 정신과 의사는 우리의 일상적인 대화는 제각기 독백(獨白)을 하는 것이라고 말한 적이 있다. 자기가 하고 싶은 말만 할 뿐 상대방 말을 듣지 않는다는 것이다. 진정한 대화는 공자가 달사(達士)가 되려면 어떻게 해야 하느냐는 자장의 물음에 한 대답에서 잘 알 수 있다. '질직이호의(質直而好義) 찰언이관색(察言而觀色) 여이하인(慮以下人)이면 된다'는 것이다. 곧고 의를 좋아하며 남의 말과 표정을 잘 살펴서 그 뜻을 알고 겸손해야만 진정한 대화를 할 수 있다는 뜻이다.

정초에 나는 앞서 말한 우리 사회의 고질병인 대화의 장애가 풀릴 수 있는 일면을 보여 주는 경험을 했다. 우리 집은 고갯길의 꼭대기에 있어 경사가 급해 겨울에 눈을 쓸지 않으면 차가 다닐 수 없고 얼면 사람 다니기도 힘들다. 예전엔 아랫집에 부지런한 사람이 애들까지 동원해서 잘 치웠는데 주인이 없어 눈이 그대로 쌓였는지라 여든 노인인 내 아버님이 쓸으셨다. 정초에는 내가 병원 환자 보는 것을 쉬고 있어 초하룻날은 네 번이나 쓸고 이튿날은 우리 부자가 남의 집 앞까지 다 쓸고 있었다. 그러니 평소에 눈 치운 일이 없는 사장님들이 다 나왔다. 며칠 전에는 골목길 끝 100미터 가까이를 아버님과 아내가 쓸고 나니 그날은 전에는 눈을 전혀 쓸지 않던 집에서도 일하는 아이와 운전기사들까지 나와서 눈을 치워 전례 없이 차나 사람의 내왕이 편하게 되었다. 어떤 집에서는 자기 집의 양수기로 우리 집에 지하수를 펴 주기도 했다.

이것으로 보면 누구나 다 선량한 마음을 가지고 있다는 것을 알수가 있다. 만약에 왜 눈을 쓸지 않느냐고 했더라면 좋지 않은 감정만 생기고 자칫하면 이웃과 사이가 나빠지고 서로가 불편하게 지내야만 했을 것이다. 그러기 때문에 대화는 말보다 표정이나 음성, 태도, 행동이 더 효과적이다. 왜냐하면 이런 것에 진짜 마음이 전달되고, 상대방에게 나와 같은 마음을 불러일으키기 때문이다.

그래서 서양의 정신 치료자들도 최고의 치료자는 그저 존재함으로써 무위(無爲)로서 치료하는 도인이 최고의 치료자라고 주장한다.

사람을 바로 길러 주고 마음을 편하게 해 주고 성숙시켜 주고 건강을 도와주는, 중생을 제도하는 것은 완전한 대화가 이루어지게 하는 것을 말한다. 환자가 스스로를 깨닫지 못하거나 표현을 못할 때 직지인심(直旨人心)으로 스스로를 보게 해 주는 것이 최고의 치료다. 완전한 대화를 할 수 있으려면 스스로의 마음이 환히 보여야 하며 따라서 상대편의 마음도 잘 보여야 한다. 그렇기 때문에 최고의 치료자는 부처님이나 성인(聖人)이라는 결론이 얻어진다. 성(聖) 자 자체가 귀와 입이 밝다는 뜻이고 보면 대화의 왕(王)이 성인이고 부처님이다.

성인이란 '통하지 않는 바 없고 오히려 통하여 먼저 알며, 대도(大道)를 알고 통하여 변화에 응해서 궁하지 않고, 만물(萬物)의 정성(情性)을 능히 헤아릴 수 있는 자'라고 사전에도 나와 있다.

배반과 배반감

우리는 배신당했다, 속았다는 느낌을 받는 경우가 있다. 그럴 때마다 늘 그런 불평을 하는 사람도 많다. 이런 배신감, 배반감도 다른 모든 인생의 고통과 마찬가지로 남에게 바라는 마음이 있기 때문이라는 것을 알 수 있다.

한 20년 전 일이다. 모 대학교에서 외국 재단의 원조로 우리나라에서 처음으로 학생을 지도하는 연구소가 생겼다. 심리학이나 교육심리학을 전공하는 교수들이 학생상담에 대한 전문적인 경험이 없어 무보수로 지도를 해달라고 해서 처음에는 무보수로 나갔다가 외국 재단에서 무보수는 안 된다고 보수가 나오게 되어 만 10년을 봉사한 일이 있다.

이때 여러 가지 경험을 했는데 그중에 이런 일이 있었다. 그때 조교가 둘이 있었는데 이 둘이 나에게 지나친 친절을 베풀고, 충성을 한다고 느꼈다. 내가 하는 일은 일주일에 한 번 가서 한두 시간 지도

하는 것뿐이었다. 한 달에 한 번씩 받는 사례금은 내가 나갔을 때 받으면 되는데 한 친구는 내가 갖다 달라고 부탁도 하지 않았는데 우리 병원까지 가져다주었다. 나는 이런 상태가 계속되면 종국에는 원수가 될 위험이 있기 때문에 둘을 불러서 얘기 좀 하자고 했더니 셋이 함께 술을 한잔 하자고 해서 술을 마시면서 얘기를 한 적이 있다.

이때 나는 이런 말을 한 것으로 기억한다. 과잉 충성을 하는 사람은 그 상대가 자기의 모든 욕구를 다 채워 줄 것으로 기대한다. 자기 자신이 상대방 욕구를 다 채워 주니 상대방도 그럴 것이라고 믿고 총각이면 장가도 보내 주고, 무엇이든 자기가 원하는 것을 해 줄 것이라는 기대를 건다. 말하자면 자기의 운명을 송두리째 갖다 맡긴다. 나는 그렇게 되면 시일이 가는 동안 자기의 기대가 채워지지 않는 일들이 쌓이게 되고 적개심이 쌓여서 결국은 원수가 된다는 얘기를 해 주었다. 둘 중의 한 친구는 '알겠습니다' 하고 좀 알아듣는 것 같았으나 다른 친구는 명확한 반응이 없었다.

그 후에 '알겠습니다' 했던 친구는 나에게 해를 끼치는 일을 한 적이 없었다. 그러나 분명한 반응을 보이지 않았던 친구는 우리가 한 주에 한 번 스님을 모시고 불교 공부하는 것을 못마땅하게 여겨 사무원을 시켜서 방해를 하여 결국 장소를 다른 과 합동 연구실로 옮긴 일이 있었다.

내가 후진들을 지도하는 동안 남이 봐서 나를 배신한다고 보는 경우는 나에 대한 기대를 너무 하고 그것이 충족이 되지 않는 경우다. 내가 보기에 사람들은 불가능한 것을 기대한다. 나는 배신감보다 '아 그런 사람이구나', '치료가 안 되었구나', '치료가 덜 되었구나'하고 보복할 생각을 하지 않는다. 배신감이 아니라 내 힘이 모자란다고 생각하고 나와의 관계를 그쪽에 맡긴다. 내게 접근해 오면 받아 주고 안 되는 것은 억지로 끌어 들이려고 하지 않는다. 그런 시도는 효과가 없기 때문이다.

지금은 고인이 된 지 10년쯤 되는, 학생 때부터 가까이 지낸 친구가 있었다. 이 친구는 항상 권위적인 존재를 지나치게 숭앙하는 경향이 있었다. 나는 이 친구가 나에게 대하는 행동과 또 다른 사람에게 대하는 행동을 보고 충성이나 의존, 배신 등에 대해서 많은 것을 알게 된 셈이다.

이 친구는 항상 남에게 속았다느니 배신당했다느니 하여 분노를 잘 터뜨렸다. 이 친구는 어려서 아버지에 대한 의존심이 충족되지 못한 것이 평생 해결되지 못한 채 저승으로 떠나버린 셈이다. 스승이나 권위자에게 잘 붙어서 은혜를 입고 평생을 지낸 셈이다. 그러면서 자기의 도움을 받은 친척이나 인척을 미워하고, 원망하고 있어 관계가 좋지 않았다. 가끔 우리 집에 오면 한국 사람 욕을 하고, 대한민국 욕을 하고, 외국인이나 외국을 찬양한다. 누가 자기를 배신했다거나 잘해 주었다는 얘기가 아니면 남에게 속았다는 얘기가 전부다.

내가 하는 일이 환자들의 이런 불평을 듣고 기회를 봐서 자기를 깨닫게 도와주는 것이지만 환자도 아닌 친구의 이런 얘기를 듣고 있으려니 보통 골치 아픈 게 아니다. 자신을 깨닫게 하기란 어림도 없는 일이다. 그래서 우리 집에서는 그를 '떠버리'라고 불렀다. 예를 들면 그는 이런 잘못을 자주 범한다.

좋은 물건이 있어서 자기가 연수표(어음)를 주고 물건을 확보해 놨는데 막상 물건을 가지러 가 보니 현금을 받고 다른 사람에게 인도해 버렸다고 그 사람을 원망하고 나쁘다고 한다. 자네도 현금으로 사면 그런 일이 없을 것이 아닌가 해도 통하지 않는다. 자기가 연수표(어음)를 줌으로 상대방에게 손해를 끼친다는 자각이 없다. 자기가 속은 것이 아니라 자신이 상대방을 속이려고 했는데 상대방이 속지 않고 손해를 보지 않았다는 객관적 사실을 모른다. 자기가 남이 속아주기 바라고 있다는 것을 모른다.

그 친구는 유명한 사람, 권위 있는 사람, 권력이 있는 사람들의 환심을 사서 아는 사람이 많아져 한때는 사업이 번창했다. 하지만 사회가 급격하게 변동하고 있는 데도 과거에 성공한 방식을 버리지 못하고 새로운 사회변동에 대처하지 못해 결국 몰락하고 점포도 없어지게 되었다. 나중에는 아무것도 할 것이 없어서 아버지 산소에 성묘 갈 차비가 없다고 차비를 얻으러 오는 정도까지 이르렀다.

고등보통학교 동창으로 늘 욕을 하던 친구가 주유소를 해서 사업이 잘되고 있을 때 가끔 놀러 가서 추사의 글씨를 그 친구 사무실에 걸어 놓고 아들의 학비를 갖다 쓰고서 나중에는 그 친구가 추사의 글씨를 돌려주지 않는다고 욕을 한다. 그 친구는 그 친구대로 학비를 주고 싸게 그 귀하고 비싼 물건을 차지하자는 속셈이었던 듯하다.

배신감을 느끼는 사람은 자신이 상대방에게 지나친 기대를 걸고 있다는 것을 깨달아야 한다. 내가 엉뚱한 기대를 걸었구나 하는 것을 마음에 새겨야 다음에 또 그런 배신을 당하지 않을 것이고, 지나치게 잘해 주는 사람은 배신을 할 위험이 있다는 것을 알아야 배신을 당하지 않는다.

사랑과 일심동체

인생에 중요한 단어들이 일반적으로 통용되는 뜻과 정반대인 경우가 많다. 많은 것이 아니라 전부가 그렇다고 해도 좋을 것이다. 자존심과 열등감을 참는 것은 참는 것이 아니라 억압이 되고, 행복은 행복이 아니라 불행을 잉태하고 있다.

흔히 부부는 일심동체라고 한다. 부부가 일심동체라는 말은 서로 대화가 잘 통하기 때문에 항상 서로의 마음을 잘 알아서 상대방의 몸이 편한지 어디가 불편한지, 무엇을 좋아하고 무엇을 싫어하는지, 이 사람은 무엇 때문에 싫어하고 저 사람은 왜 좋아하는지 등 서로를 잘 이해한다는 뜻이다. 이렇게 상대방을 잘 이해하고 그 이해를 바탕으로 배우자를 대한다면 이상적인 부부 관계라고 할 수 있을 것이다. 그러나 현실은 일심동체가 아니라 이심이체(異心異體)이고 동상이몽(同床異夢)인 경우가 많다.

그러나 정말로 일심동체가 되려면 부부란 이심이체라는 현실을 서로가 인식을 해야만 한다. 부부뿐만 아니라 모든 대인 관계에서 남은 나와 다르다는 것을 깨닫지 못하고 나의 연장으로 생각하는 데에서 문제가 생긴다.

문제아나 정신병에 걸린 환자를 치료하고, 연구한 결과 그런 것들은 부모의 부부 관계의 영향을 받아서 생기는 경우가 많다.

사티어라는 사람의 가족 치료 연구 결과를 보면, 흔히 연애 시절에는 상대방을 이상화(理想化)하고 자기 자신의 열등감을 만족시켜 줄 것으로 기대를 건다는 것이다. 그러나 자기의 열등감이나 상대방에 대한 기대는 말을 하지 않기 때문에 서로가 상대방의 마음을 모른 채 결혼 생활에 들어가게 된다. 그래서 서로의 기대가 어긋나는 경우에 서로가 서로에게 실망을 하게 되는 것이다.

이렇게 되면 서로 배우자에 대한 기대는 포기하고 자녀들에게 정성을 쏟게 된다. 그러나 부모가 상반된 요구를 하므로 자녀들은 부모를 둘 다 만족시켜 주어야 하기 때문에 갈등에서 헤어나지 못해 환자가 되는 것이다.

그러기 때문에 사티어는 부부 관계가 원만하고, 가정이 평화롭고, 자녀가 건강한 사람으로 자라려면 각자가 자존심이 있어야 하고, 상대방이 자기의 연장이 아니라 다른 사람이라는 것을 인정해야 하고, 형제간의 순위를 지켜야 한다는 것을 지적하고 있다.

자존심이란 앞서 말한 바와 같이 보통 사람들이 생각하는, 즉 열등감 때문에 상하기 쉬운 그러한 자존심이 아니라, 남이 나를 욕하거나 멸시하거나 인정을 해 주지 않아도 끄떡없는 진정한 자존심을 말한다. 자존심이란 바로 정신 건강, 즉 인격의 성숙도를 재는 척도라고 볼 수 있다. 정신의 불건강, 인격의 미숙이란 한마디로 말해서 자존심이 남의 대우나 평가에 의해 좌우되는 상태를 말한다. 자기는 자신을 인정하지 않고 남이 나를 인정하고 대우해 주기를 바란다.

반대로 정신 건강, 인격의 성숙이란 자기가 자신을 인정하고, 사랑하고, 대우하고, 존중하기 때문에 남의 의사에 전혀 동요가 없는 것이다. 이런 상태를 불교에서는 부동심(不動心), 견실심(堅實心)이라고 한다.

자존심, 즉 정신 건강의 최고 경지는 석가모니 부처님께서 외치신 '천상천하 유아독존'이라고 할 수 있다. 자기가 자기를 인정하면 구태여 남의 인정을 받을 필요가 없고, 인정을 해도 자기 자신만큼 깊이 알지 못하기 때문에 딱 들어맞지는 못한다. 인정도 자기 자신의 인정이 가장 완벽하다고 할 수 있을 것이다.

이런 자존심을 가진 사람이면 구태여 배우자나 자녀를 통해서 자신의 열등감, 손상된 자존심을 보상받을 필요를 느끼지 않기 때문에 배우자나 자녀를 자기의 연장으로 보지 않고, 독립된 인격으로 인정한다. 따라서 취미나 생각, 음식의 기호나 하고자 하는 일들이 자기와 달라도 다를 수 있다고 인정해 준다. 그러나 자존심이 약해서 자존심을 남에게서 충족하려는 사람은 배우자나 자녀를 자기의 연장으로 본다. 따라서 자기와 생각이나 취미, 음식, 의복의 기호 등이 다르다는 것은 자기를 사랑하지 않는 것이고 자기를 무시한다는 식으로 느낀다.

타인, 즉 배우자나 자녀를 위한다는 행동이 상대방이 좋아하는지 싫어하는지는 생각도 않고 자기 혼자 생각으로만 상대방에게 좋아할 것을 강요하고, 만약에 싫어하면 자기를 사랑하지 않는다고 생각한다. 또 이런 사람일수록 사랑과 미움을 이런 식으로 표현한다. 다시 말해서 상대방에게 적대감이나 미움을 표시할 때에는 자기가 싫어하지 않는 일이나 좋아하는 음식이라도 거부한다.

어떤 주부의 경우에는 자기의 입맛에 맞게 음식을 장만해서 식구들이 맛이 없다고 하면 화를 내고 자기를 사랑하지 않는다고 느낀다. 음식의 기호나 맛이 공통적인 면이 있는 반면 체질, 식습관, 현재의 마음과 몸의 상태에 좌우되기 때문에 누가 먹어도 맛이 있는 음식을 맛이 없다고 할 경우에는 마음의 고장이나 몸에 이상이 있지 않나를 살펴야 할 일이지 화를 낼 일이 아니다. 비교적 건강하고 웬만큼 자존심이 있는 부부이면 서로의 차이를 인정하고, 가능하면 취미도 같이하려고 노력을 하거나 그것이 불가능하면 상대방이 자기와 다른 점을 자랑스럽게 생각하거나 아니면 하나의 애교로 받아 준다.

상대방에게 내가 가지지 못한 취미가 있으면 호기심을 가지고 물어보거나 여유가 있으면 배워서 같이 즐긴다. 자기가 싫어하는 음식도 상대방이 맛있게 먹으면 자기도 한번 먹어 보고 같아지려고 한다. 자기는 못 먹어도 상대방을 위해서 사 준다거나 음식을 장만해 주고 상대방이 즐기는 것을 보고 기뻐한다. 아내나 남편 쪽이 화초나 난초 가꾸기를 좋아하면 자기는 귀찮아서 하기 싫어도 할 수 있는 일이 있으면 도와줌으로써 상대방의 취미를 같이 즐길 수 있다. 밖에 나가서 음식을 사 먹을 때에도 한 사람은 양식을 좋아하고 한 사람은 설렁탕을 좋아한다면, 불고기와 설렁탕이 있는 집에 가서 양식을 좋아하는 사람은 불고기를 먹고 한식을 좋아하는 사람은 설렁탕을 먹는다. 아니면 이번에는 양보해서 양식을 먹고 다음에는 한식을 먹고 이런 식으로 하면 음식을 골고루 먹게 되니 건강에도 좋다.

이렇게 하는 것이 자존심이 있고 상대방의 자존심도 존중하는 건강하고 성숙된 태도이며 좋은 의미의 일심동체다. 그러나 이런 일심동체가 되려면 먼저 이심이체라는 것을 철저하게 인식한 토대 위에서만 그것이 가능하다는 것을 알아야 할 것이다.

사랑과 미움

노이로제나 정신병, 여러 가지 육체의 병도 대부분 마음에서 생긴다. 말하자면 화병이다. 이런 환자들을 치료하다 보면 거기에 어떤 공통성이 있다는 것을 발견할 수 있다. 깡패나 그런 반사회적인 정신장애자는 의사를 찾는 경우가 드물고 대부분의 환자는 자기의 절실한 감정을 처리, 소화하지 못하고 억압하고 있다. 깡패나 반사회적인 사람은 행동으로 발산해서 타인에게 해를 입히지만, 보통 의사를 찾는 환자들은 반대로 자기에게 해를 입히는 자학적인 면이 있다. 그러기 때문에 고려 보조 국사의 『수심결』에도 "망상이 일어나는 것을 두려워하지 말고 깨달음이 더딘 것을 두려워하라. 깨달으면 곧 무(無)다." 라고 말하고 있다. 망상을 끊는다고 억지로 없애려고 하면 돌로 풀을 누르는 것과 같이 망상이 없어지지 않는다고 경고하고 있다. 그러니까 정신 건강의 근본은 깨닫는 것, 즉 각(覺)이다. 그래서 부처란 항상 자기감정과 마음을 깨닫고 있는 각자(覺者)를 말한다.

그러면 노이로제나 정신병에 걸리는 것, 많은 신체 증상들과 소위 중생들이 겪는 고통의 원인은 무엇인가? 『원각경』에는 모든 인생의 고통은 사랑과 미움에서 비롯되는데 미움은 사랑을 갈구하는 데서 연유한다고 하였다. 사랑을 목마르게 기다리는 갈애(渴愛)의 정도가 도저히 현실적으로 충족될 수 없을 만큼 심하기 때문에 충족되지 않아 미움이 생긴다. 그러나 또 사랑받으려는 대상에게 미움을 표현했다가는 사랑받지 못할까 봐 이 미운 감정을 억누른다. 미운 감정을 억누를수록 사랑의 갈구는 더욱 커지고, 사랑의 갈구가 커질수록 미움은 더 커진다. 갈애도 더욱 커지면서 미움을 억압하니, 그 억압이 자기 자신을 자학하게 만들고 사랑과 미움 사이에 갇혀서 그 사이를 왔다갔다 헤어나지 못한다. 이것이 불교에서 말하는 윤회(輪廻)이다.

『원각경』에 있는 사랑과 미움, 갈애, 윤회와 같은 내용이 서양의 정신분석 치료에서도 환자를 치료한 경험을 통해 잘 알려져 있다. 모든 정신분석 치료를 통해 볼 때 분석자가 어떤 환자를 치료하든 간에 환자가 자기를 치료해 주는 치료자가 자기의 마음을 알아주고 믿을 수 있다는 느낌이 생기면 대개 어려서 충족되지 못한 사랑을 치료자에게 갈구하게 된다. 즉 어머니와 치료자를 혼동하게 된다. 물론 다른 사람에 대한 감정도 치료자에게 옮겨 오지만 어머니가 자기를 흡족하게 사랑해 주지 않는 까닭에 어머니를 미워한다. 그러나 앞서 말한 바와 같이 미움을 나타냈다가 어머니의 사랑을 받지 못할까 두려워져 미움을 억압하고, 불안감과 죄책감을 느끼고 자학을 하게 되며 더욱 치료자의 사랑을 받고 싶어하는 윤회를 되풀이한다.

지금 우리 병원에 입원해 있는 환자도 예외 없이 이런 것을 여실히 보여 준다. 한 처녀가 여러 해 전에 우리 병원에 와서 치료를 받았는데, 처음에는 입원 중에 학교를 다녔고 퇴원해서도 학교를 계속 다니면서 외래로 정신 치료를 받았었다. 그러나 사랑과 관심을 받고자 하는 마음이 충족되지 않아서 치료자인 나보다 다정하게 대해 주는 교회 목사에게 끌려 치료를 받으러 오지 않았다. 몇 개월 후에 딸의 자살 기도를 목격한 부모가 처녀를 다시 입원시켰다.

　　그 후 우여곡절이 있었으나 점차 회복이 되어 주말에 집에 가서 자고, 부모 형제들과 지내 오다가 가끔 말없이 산보를 한다고 소문이 나서 다른 형제들의 혼담에 영향이 있다고 부모가 환자를 집에 오지 못하게 했다. 그렇게 되니 이 처녀는 기분이 좋았다가 아버지나 어머니가 다녀가면 기분이 나빠지고, 화를 내거나 한때는 병실 바닥에 드러눕기도 하고 쾅쾅 발을 구르면서 식탁 둘레를 왔다 갔다 했다. 다른 환자가 외출을 하거나 지인이 면회를 오거나 집에서 먹을 것을 가져와도 위와 같은 행동을 하는 경우가 많다. 이것은 사랑받고 싶고 관심을 가져 주기 바라는 마음이 발동하는데 그 마음의 기대가 채워지지 않기 때문에 이런 행동을 하게 된다는 것을 알 수 있다.

　　이 처녀는 장녀인데 아버지는 사업을 해서 경제적으로 유복하고 성격이 다정한 편이나 어머니는 지금 많이 좋아졌지만 늘 얼굴을 찌푸리고 불만을 참고 있는 표정이었다. 결국 이 환자의 정신병은 어려서 어머니의 관심을 흡족하게 받을 수 없어 늘 외톨이같은 느낌 속에서 평생을 지내다 대학에 와서 더 견딜 수 없어 병이 생긴 것이다. 작년에 부모 형제에 대한 좋은 감정이 다시 생겨 주말에는 집에 가서 지내다가 가족들이 환자의 욕구를 제대로 맞춰 주지 못해서 분노의 감정이 생겼다. 처녀는 이 감정을 억누른 결과 거리를 헤매고 전신에 여러 가지 신체 증상을 호소하고 진찰을 받으러 여러 병원을 다니는 동시에 피해망상이 생겼다. 그래서 "네가 사랑받고 싶은 욕구가 있는 만큼 그것이 충족이 되지 않아 미운 감정과 분노가 일어나서 표현을 못하고 억누른 것이 아니냐."라는 해석을 해 주었더니 수긍하였다. 그 후에 처녀의 증상이 없어졌다.

이렇게 환자가 자기감정을 깨달으면 병의 증상이 없어진다. 증상이란 자기 마음을 감추는 것이기 때문이다. 그 후로는 그런 증상이 없으나 사랑받고 싶은 감정과 그것이 채워지지 않아 일어나는 미움 사이를 왔다 갔다 하고 있다. 이 환자는 그냥 두면 시동이 걸리지 않는 자동차처럼 누군가 밀어주는 사람이 있어야 되는데 그런 사람이 없다. 환자의 마음을 잘 이해하는 사람이 24시간 같이 생활을 함으로써 대인 관계를 훈련해야지 단순히 의사의 치료만으로는 낫기가 어려운 상태다. 건강한 사람이 자랄 때 사람이면 누구나 다 겪는 삶의 경험이 있어야 하는데 그에게는 그런 대인 관계의 경험이 없어서 짧은 시간 의사의 치료만으로는 성장이 어렵다. 치료를 해도 잘 낫지 않는 환자들은 가정환경이 환자가 요구하는 욕구나 관계를 제공해 주지 못하는 경우임을 알 수 있다.

어떤 사람의 인격 성숙도, 정신 건강도가 높은가 낮은가는 그 사람이 얼마나 존경·인정·대우를 받고 싶어 하는가를 보면 알 수 있다. 다시 말해서 이런 사랑·존경·인정·대우를 못 받아도 미운 감정이 생기지 않으면 도가 높은 사람이다. 보조 국사의 「진심직설 진심험공(眞心直說 眞心驗功)」 조에도 과거의 사랑과 미움의 대상을 눈앞에 두어 애증(愛憎)이 일어나지 않으면 도가 성숙된 것이나 새로운 증애의 대상을 눈앞에 가져와 증애가 일어나면 도가 성숙된 것이 아니라고 하였다. 그래도 증애가 일어나지 않으면 무애(無碍), 즉 걸림이 없는 최고의 자유로운 경지라는 말이 바로 이것을 말하는 것이다. 그래서 우리들은 시무룩해지거나, 화를 내거나 바가지를 긁거나, 남을 자꾸만 귀찮게 괴롭히거나, 남의 얘기를 듣는 데에는 관심이 없고 자기 얘기만 하려고 하거나, 자기 일은 팽개치고 남의 일만 간섭하고 도와주려고 하는 것 등등이 다 사랑을 갈구하는 증상이라는 것을 간과하는 경우가 많다.

귀신과 정신 건강

옛날부터 동서양을 막론하고 정신병, 때로는 어떤 몸의 병에도 귀신이 붙었다, 마귀가 붙었다고 해서 마귀를 쫓아내는 여러 가지 방법을 사용했다. 우리나라나 동양에서는 그런 일이 없었으나 유럽에서는 15세기 중세에 천주교 성직자가 『마귀의 망치』라는 책을 써서 종교 재판에 부쳐져 화형당한 일이 있었다.

보통 귀신이나 마귀를 미신으로 보고 있는 사람도 있지만 존재한다고 믿는 사람도 있다. 사전을 보면 귀신은 '죽은 사람의 혼령, 눈에 보이지 않으면서 사람에게 화복(禍福)을 내려 주는 정령(精靈)'이라고 풀이되어 있다. 또 마(魔)는 '사물의 진행을 방해하는 헤살'이라고 쓰여 있다.

몇 년간 노이로제나 정신병에 걸린 환자를 치료하고 정상인의 말이나 행동을 관찰해 보니 귀신이나 마의 참뜻을 분명히 알 수 있게 되었다. 귀신이나 마는 무의식이라는 것이 공통점이다. 마귀는 불교나 기독교, 기타 종교에서 흔히 얘기를 하는데 이것은 좋지 않은 욕망이 마나 마귀, 악마로 표현된다. 우리가 분명히 어떤 길이 바른 길인가를 아는 데도 불구하고 감정이나 행동은 옳지 않은 곳으로 간다. 이것을 '마구니에게 사로잡힌 것'이라고 표현을 한다.

내가 노이로제나 정신병을 귀신이나 마귀가 붙었다고 표현하면 환자나 환자의 가족이 오히려 쉽게 이해하는 경우도 있다.

몇 해 전에 어떤 고등학생이 어머니의 간섭을 견디지 못하고 파출소에 가서 간섭하지 못하게 해달라고 애원해도 안 되니 미팔군에 가서 사람 살려 달라고 외쳐서 입원을 하게 된 경우가 있었다. 이 학생의 병은 아버지, 특히 어머니의 귀신이 붙었다고 하면 가장 이해하기가 쉽다. 이 학생이 워낙 간섭을 많이 받아서 스스로 무엇을 계획해서 하는 독립심이 길러지지 않기 때문에 입원 기간도 보통 환자의 배 가까이 길었다. 퇴원 후에는 아들의 어머니가 우리 집사람에게 치료를 받게 해달라고 해서 일주일에 두 번씩 치료를 받다가 한 번으로 줄였다. 마침 아내가 여행할 일이 생겨서 내가 치료를 맡아보니, 환자가 재발 직전 상태라 일주일에 두 번으로 치료 횟수를 늘리고 약도 잘 먹이도록 했으나 환자가 약을 안 먹으려고 했다. 전화로 여러 번 권해서 약은 먹었으나 야영용 칼을 가지고 어머니에게 달려들어 겁이 난 부모가 밤에 입원을 시켰다.

입원을 하자 어머니는 자기가 다니는 절에서 들은 이야기를 해주었다. 이북에 있는 조상이 돌아가셨는데 재를 지내지 않아 아들의 병이 안 낫는다고 했다며 몇 시간만 외출을 시켜 달라고 했다. 안 된다고 해도 이미 돈을 들여서 다 준비를 해 놨다고, 아버지까지 동원해서 간청을 해서 본인에게 물어보니, 가기 싫은데 고민이 되어서 잠이 잘 안 온다고 했다. 그런데도 불구하고 식전에 데리고 가서 여섯 시에 데리고 오기로 했는데 오지 않았다. 열 시가 지나서 환자 혼자 돌아왔다. 부모가 약속을 어기고 집으로 데리고 가서 재우려고 하여 도망을 왔다는 것이었다.

환자의 아버지가 이튿날 전화를 걸어서 한 번 더 해야 되니 두 시간만 외출을 시켜 달라기에 '부모가 그런 식으로 해서 환자를 정신병자로 만들었는데 그것은 나를 공범자로 만들려는 것이니 이번 기회에 마누라를 설득시켜서 앞으로 그런 일이 없도록 하라'고 했더니 알겠다고 하고 전화를 끊었다. 그러나 얼마 후에 부부가 같이 병원으로 왔다. 어머니 보고 '그런 식으로 해서 아들이 병이 났다, 조상귀신이 붙은 것이 아니라 어머니 귀신이 붙었다'고 하니 어머니는 비로소 뭔가 내 말을 알아듣는 표정이었다.

어떤 환자는 외아들인데 한국에서 대학을 졸업하고 미국으로 유학을 가서 2년 반 만에 정신병으로 귀국해서 내가 아는 의대 교수의 소개로 대학교수인 아버지가 입원시킨 일이 있다. 서너 달 입원 후 치료 첫 시간에 환자는 내 얼굴만 힐끗힐끗 쳐다보면서 말이 없었다. 의사가 어떻게 생각할까, 생각할 필요 없이 무엇이든지 지금 생각하고 있는 것을 기탄없이 말해야 치료가 된다고 하면서 안심을 시켰더니 내 얼굴을 보면서 하는 말이, 입을 열면 선생님이 아버지 같이 고함을 지를 것 같아서 말을 못했다고 한다.

이 환자는 미국에 가기 전부터 이미 병이 났는데 집에서 모른 채 방치했고, 부모가 사람은 좋으나 노이로제가 심하고 외아들과 대화가 통하지 않아 치료를 못한 지 오래 된 경우다.

노이로제나 정신병은 이 두 환자처럼 부모의 환영(幻影)이 다른 사람들을 대할 때에도 자기도 모르는 사이에 나타난다. 의사를 대하면 부모 앞에 있는 것처럼 느낀다. 의사뿐만 아니라 다른 모든 사람에게도 역시 그렇다. 이것을 정신분석에서는 전이(轉移)라고 하며 자기 마음을 드러내지 않으려는 것을 저항(抵抗)이라고 한다. 정신분석은 이 전이와 저항을 다루는 것이라고 프로이트는 말했다. 전이란 부모나 환자의 일생에서 중요한 인물에게 풀리지 않는 감정이며 그것이 귀신이고, 불교에서는 말하는 환(幻)이고 공화(空華)이다. 병원에 오는 환자가 아니더라도 마음대로 자기 의사를 표현하지 못하는 사람들이 많다. 이런 현상들도 귀신이 덮여 씌워진 것이다.

정신 치료를 하는 사람은 환자의 부모가 자기에게 대하는 것을 보고 왜 환자가 병이 들었는가 알 수 있다. 부모는 환자를 대하거나 누구를 대하거나 마찬가지이기 때문이다. 어떤 어머니는 그가 나를 쳐다보는 눈초리를 대하면 내가 미칠 것 같이 느껴지는 경우도 있다. 이런 부모일수록 열심이다. 그러나 항상 자기 마음대로 한다. 상대방의 의사, 마음을 고려하지 않는다. 상대방의 의사는 존재하지 않는다. 그러니 이런 부모 밑에서 자란 사람은 자립심이 길러지지 않는 것이다. 사소한 일에도 본인 의사는 없고, 부모의 의사가 있을 뿐이다. 또는 실제로는 그렇지 않은데 본인 생각에 부모의 뜻일 것이라는 생각이 환자를 좌지우지한다. 이것이 바로 부모 귀신이다. 남이 볼 때에 겉으로 봐서는 아무런 걱정도 없고 누가 자유를 구속하는 사람도 없고, 마음대로 자기 하고 싶어 하는 것을 할 수 있는 환경인 데도 불구하고 그렇지 못하니 귀신이 붙었다고 생각할 수밖에 없지 않은가. 이것이 바로 옛날 사람들이 말한 귀신이 붙었다는 것이고 요사이 와서 정신분석 술어로 전이라는 말로 표현한다. 단어만 다르지 가리키는 실물(實物)은 같다.

도를 닦거나 정신 치료를 하는 근본 원인은 바로 이 귀신, 불교에서 말하는 공화, 환을 추방하기 위해서이다.

추방하는 방법은 이것이 실제로 있는 것이 아니라 환이라는 것을 깨닫는 데에 있다. 그리고 환을 일으키는 마구니, 즉 욕망을 정복하는 것이다. 불교에서 말하는 자기조복(自己調伏), 유교에서 말하는 극기(克己)가 그것이다.

불필요한 관심이나 자극을 주지 마라

몇 달 전에 우리 집 아이가 하루는 갓 젖이 떨어진 강아지를 친구 집에서 얻었다고 가지고 왔다. 우리 집에서는 막내가 강아지를 귀여워 하지만 꾸준하게 강아지를 보살피지는 않는다. 전에 있던 가정부는 강아지를 잘 보살펴서 강아지가 잘 따랐지만 요사이는 개들이 좀 쓸쓸한 편이다. 제일 나이 많은 것이 제일 영리하고 좀 어린 것은 덜 똑똑한 편으로 암놈들이다. 새로 온 강아지는 수놈인 모양인데 이놈이 우리 집에서 말썽꾸러기다. 갑자기 내가 왜 강아지 이야기를 끄집어내는가 의아해 하겠지만 곧 그 이유를 알게 될 것이다.

처음에는 아직 갓난이라 우유를 먹여서 며칠은 상자에 넣어서 집 안에 두었다가 밖에 내놓았더니 한사코 건물 안으로 들어오려고 현관문에 매달려서 낑낑거린다. 아무나 현관문을 열면 빨리 움직이지도 못하는 몸으로 부리나케 현관으로 들어온다. 들어와서는 또 방 안으로 들어오기 위해 마루에 오르려고 하지만 올라오지 못한다. 그러면 사람이 강아지를 밖으로 내놓는다.

　내가 종일 환자들을 치료하고 뜰에서 거닐거나 의자에 앉아서 쉬려고 하면 발에 기어 붙어, 앉아서 좀 쉬다가 발을 떼면 밟혀서 강아지는 비명을 지른다. 도무지 사람이 쉴 수가 없다. 셋째 아이가 녹초가 되어 직장에서 돌아오면 또 발에 기어 붙다가 밟힌다. 아침저녁으로 발을 마음대로 옮길 수 없게 하니 짜증을 내며 누구에게 주든지, 팔아 버리든지 투덜거렸다. 처음에는 덮어놓고 사람의 발이고 뭐고 비비대고 빨려고 하는 것을 가볍게 발로 때렸더니 더욱 들러붙는다. 마치 자기를 귀여워해서 장난이나 치는 것으로 착각하는 모양이다. 막내는 내가 개를 발로 차는 것을 보면 가엾게 여기어 안아주기도 하나 그렇다고 계속 강아지를 돌봐주는 것도 아니다. 요사이는 발을 빨려고 하지 않고 사람의 언저리를 맴돌며 현관문을 열면 방으로 들어오려고 한다.

　사람과의 관계가 이런데 강아지들 사이의 관계는 어떠냐면 나이 많은 강아지는 처음에는 별로 미워하는 기색이 없더니 요사이는 콱 물어 버리는 광경을 종종 목격한다. 아내 말로는 다른 강아지와는 사이가 좋으나 먹을 것을 주면 이 새로 온 강아지가 다 뺏어 먹어서 제 밥을 다 찾아 먹지 못한다고 한다.

　내가 이 강아지는 처음부터 사람이 방 안에서 안아 키워서 버릇이 잘못 든 모양이라고 이전 주인에게 좀 원망스런 기분을 식구들에게 얘기했고 시간이 지나서 '개 노이로제'라고 부르게 되었다.

　이 강아지의 행동을 보고 나는 여러 가지 생각이 떠올랐다. 첫째로 20년 전에 미국에 있을 때 그곳 일간신문에 난 기사다. 그 기사는 영국에 '개 노이로제'를 전문으로 하는 정신과 의사가 있는데 개가 노이로제에 걸리는 원인은 개 주인이 노이로제에 걸렸기 때문이고 결국 개의 치료를 위해 개의 주인인 사람을 치료하게 된다는 얘기다. 사람이 걸리는 노이로제는 부모나 주위 사람의 노이로제가 원인이 된다는 것과 다름없다. 그리고 이 강아지의 행동이나 성격을 볼 때 내가 매일같이 접촉하는 환자들이나 일상생활에서 만나는 사람들 중의 어떤 부류의 사람들과 행동이 흡사하다는 것이다.

어떤 부류의 사람들은 자꾸만 남의 관심과 주목을 끌려고 하고 조금만 관심을 가져 주면 무한정 파고든다. 친척이 곤란한 것 같아서 돈을 얼마 주면 요구하는 액수가 상대방의 자산 정도에 따라서 엄청나게 늘어나지만 그 요구에 응하지 않으면 원수가 된다. 이런 사람들은 이 강아지와 같은 성격의 사람이다. 이런 사람들은 항상 남의 눈치를 보고 좋게 대하거나 웃으면 돈을 달라거나 무슨 부탁을 해서 남을 피곤하게 만든다. 이 강아지처럼 어려서 애무나 관심을 많이 받다가 못 받았을 때, 항상 그런 관심을 받으려 스스로의 힘으로 살아가는 것보다 남의 관심을 사서 남에게 잘 보이고 남에게 의지해서 남의 덕으로 살기 좋아하는 사람이 된다. 이런 사람은 주면 줄수록 요구가 더 커지고 그야말로 '밑 빠진 독에 물 붓기'다.

얼마 전에도 어떤 친구가 자기 직장에 동창인 친구가 와 있다고 오라고 해서 가 보니 그 친구가 와 있는데, 친구가 금일봉을 주면서 둘이 같이 대포나 한잔 하라고 주니까 이 친구는 그 돈을 자기 호주머니에 넣고 나와서 늘어놓는 얘기가 전국에 있는 친구를 찾아다니면서 돈을 얻은 얘기를 자랑스럽게 하는 것이었다. 그는 내게도 와서 돈을 몇 번 얻어 가지고 간 친구다. 이런 사람들은 무슨 연줄이나 지위가 있거나 살기가 괜찮아 보이는 사람이면 어디든지 찾아다닌다. 누구나 이런 사람들이 주변에 몇 사람씩은 있을 것이다.

이 친구는 원래 부잣집 아들도 태어나서 대학을 졸업하고 지방에서 떵떵거리고 잘 살았고 한때는 국회의원에 출마까지 한 친구다. 개인적으로 대하면 친구로서 다정하고 불쾌한 사람은 아니다. 우리 집에 온 새 강아지처럼 부모 밑에서 지나친 관심과 보호를 받아서 스스로 문제를 해결하는 독립심을 기르지 못했기 때문에 항상 남의 덕으로 일생을 보냈다. 젊을 때는 부모의 유산으로 사업을 하다가 다 탕진하고 늙어서는 아들이나 딸네 집에 가서 용돈이나 구걸하며 평생을 남의 덕으로 사는 사람이 부잣집 자손 중에 상당히 많다.

2차 대전 후에 고아원 연구에서도 밝혀졌지만 생후 6개월 내지 1년 된 어린아이가 어머니로부터 떨어졌을 때 우울증에 걸리는 정도가 심한 것은 어머니의 관심과 사랑을 많이 받은 경우이다. 본래 받던 사랑을 못 받으면 병이 난다. 부모가 어릴 때부터 커서까지 안아 준다든가 만져 주는, 신체적 자극이나 접촉이 지나친 경우 커서 자살하는 비율이 높은 것으로 알려졌다. 노이로제의 원인이 여러 가지가 있지만 과거에 관심과 사랑, 인정을 많이 받다가 받지 못하면 걸리는 것이다. 대도시에 있는 학교로 전학을 가거나 상급 학교로 가서 노이로제가 생기는 경우도 과거에 지나친 관심의 노예가 되어 스스로 개척하는 힘이 없는 경우에 발생한다. 일류 학교 학생이 공부를 못하게 되는 경우의 대다수가 여기에 속한다.

사람이나 생물을 기를 때에는 불필요한 관심과 접촉, 자극은 하지 않는 것이 좋다.

칭찬과 꾸지람

노이로제 환자를 치료하다 보면 『원각경』에서 말한 바와 같이 '모든 인생고(人生苦)는 사랑을 갈구하는 데에서 비롯된다'는 것을 알 수 있다. 그리고 삼조 승찬(三祖 僧璨) 대사의 『신심명』에 '단지 사랑과 미움을 안 하면 모든 것이 분명해진다(但莫憎愛 洞然明白)'는 말이 진리라는 것을 알 수 있다. 서양 정신분석 치료의 중심적인 양상은 환자가 치료자에게 사랑받고, 인정받고, 칭찬받고, 의지하고, 관심을 받고자 하는 욕구가 너무나 강해서 도저히 충족되지 않기 때문에 오히려 미운 감정이 생긴다.

환자는 사랑을 받으려는 대상에게 미움을 표시했다가 사랑을 받지 못할까 봐 미운 감정을 억압한다. 그리고 억압을 하면 불안, 우울, 죄책감, 자학증상이 나타난다.

이렇게 되면 환자는 갈등 속에서 헤어나지 못한다. 때문에 정신분석 치료는 환자의 노이로제를 치료자에 대한 감정, 치료자와의 대인 관계에서 재생시켜서 원인을 깨닫게 하고, 현재는 사랑을 갈구할 필요가 없다는 것을 깨닫게 해 준다. 이렇게 해서 환자는 조금씩 철이 들고 인격이 성숙해진다.

어느 사람의 정신이 건강한가, 인격이 성숙한가, 도가 높은가 혹은 낮은가는 관심이나 사랑을 받고자 하는 욕구의 많고 적음으로써 알 수 있다. 그런 욕구가 적을수록 건강하고 성숙하고 도가 높은 사람이라 하겠다.

나에게는 나이가 예순에 가깝고, 공부도 많이 했고, 높은 사회적 지위와 많은 재산을 가지고 독신으로 사는 환자가 한 분 있다. 그는 항상 불만스런 표정이다.

그가 최근 자기는 일에만 열중했지 자신에게는 무관심했다는 것을 깨닫게 되었다, 그래서 그의 친구나 주위 사람들에게 자신을 어떻게 보느냐고 물어 보기까지 했다고 한다. 그리고 친구들은 다들 행복하게 잘 사는 것 같은데 자신은 그렇지 못하니까 답답했던 것이다.

그는 어렸을 때 칭찬을 받아 본 적이 없었다. 밤낮 부모로부터 꾸지람만 들었던 것이다. 10대 후반부터 지금까지 처음에는 서울에서 제일 유명한 내과 의사에게 10년이나 약을 먹고 치료를 받았다. 그 후에도 역시 당대 유명한 정신과 의사에게 약물 치료를 받았고 또 외국에 가서 공부하고 온 40, 50대 정신과 교수들에게도 계속 치료를 받았다.

그가 미국에서 유학 생활 하던 때에는 그곳의 정신분석의에게도 치료를 받았으니 40년 동안을 제일 낫다는 내과 의사, 정신과 의사에게 치료를 받았던 셈이다. 어느 정신과 의사는 그가 적개심이 많다고 했고, 미국의 한 의사는 그에게 자존심이 없다고 지적을 해 주었다.

나는 그에게 미국의 저명한 교수 얘기를 들려주었다. 세계에서 처음으로 『사이버네틱스(cybernetics)』란 책을 쓴 위너라는 교수의 자서전을 보면 엠아이티(MIT) 교수로 있을 때 열등감이 너무 심해서 정신분석 치료를 받고 극복했다는 내용이 있다.

내가 이런 얘기를 했던 것은 그가 칭찬이나 사랑을 받지 못하면서 자라왔고 지금은 그것으로 인하여 심한 열등감에 빠져 있었기 때문이다.

위너 교수의 아버지는 하버드 대학의 비교언어학 교수로 있었는데 성격이 꼼꼼하고 엄격했던지 아들의 잘못만 지적, 추궁했지 좋은 점이나 잘한 일에 대해 격려나 칭찬을 해 주지 않았다. 18세 때에 펜실베이니아 대학에서 박사 학위를 받아 모든 사람들이 그를 천재라고 해도 그는 믿을 수가 없었다. 결국 위너 교수는 정신분석 치료를 통해서 열등감을 극복해야만 했다.

내가 돌보고 있는 이 환자 역시 마찬가지였다. 자신은 잘못만 되풀이 하는, 어쩔 수 없는 사람이라고 생각하면서 살아온 것이다. 그러다 보니까 자기는 열등한 인간이라는 자아상(自我像)이 굳어진 것이다.

부모, 스승 그리고 직장 상사나 남을 지도하는 입장에 있는 사람들은 특히 잘 하는 일에 아낌없이 인정, 칭찬해 주고 잘못한 일이 있으면 꾸짖거나 벌을 줄 줄 알아야 할 것이다. 그래야 모든 일이 질서를 갖추게 되고 바로 될 것이다.

정신분석 치료를 일주일에 네댓 시간씩 5년이나 받은 환자가 치료를 잘하는 다른 노련한 의사에게 가서 보다 빨리 완쾌된 경우가 있다. 그 이유는 이전의 치료자는 환자의 어리고 병적이며 부정적 얘기를 듣기만 했지 좋은 점이나 권장할 점에 대해서 지적을 해 주지 않았기에 환자는 계속 열등의식에 빠지게 된 것이다.

환자가 자기 결점을 얘기하는데 치료자가 듣고만 있으면 환자는 치료자가 자기를 형편없는 인간으로 본다고 생각한다. 때문에 환자를 치료할 경우 반드시 긍정적이고 좋은 점을 이야기해 주지 않으면 성과를 얻기가 매우 어렵다. 그렇다고 무조건 칭찬만 하라는 뜻도 아니다. 칭찬만 한다든지 꾸중만 한다든지 하는 것은 병을 유발시키는 원인이다.

칭찬할 일은 칭찬하고 꾸중할 것은 꾸중을 해야 한다. 어린아이나 아랫사람이 잘못을 했는 데도 별다른 벌이나 꾸중이 없으면 언제 벌이 내릴까 불안해하고 전전긍긍하며 기가 죽게 된다.

이런 경우는 다행스럽게도 잘못했다는 것을 알지만 그것조차 모를 경우라도 잘잘못을 꼭 지적해 주어야 한다. 그렇지 않으면 어떤 행위에 대한 올바른 분별력을 갖지 못하게 된다. 사리 판단이 어둡고 착각만 계속된다면 그처럼 답답한 일도 없을 것이다.

그러기에 적절한 신상필벌(信賞必罰)은 자녀 교육, 학교 교육, 회사나 관청, 군대를 비롯하여 모든 사회단체에서 명랑한 분위기와 건강한 구조를 갖는 데 필수적이다.

잘한 일에 마땅한 칭찬과 인정이 없다면 자존심이 길러지지 않는다. 정신 건강은 진정한 자존심이며 정신 불건강은 곧 열등감의 상태이다.

그러므로 석가모니께서 말씀하신 천상천하 유아독존(天上天下 唯我獨尊)의 경지가 최고의 정신 건강 상태인 것이다.

자녀 교육

작년에 어떤 40대 가정주부를 치료하면서 알았는데 요사이 젊은 어머니들이 자녀 교육을 어떻게 해야 하는지 모를 뿐만 아니라 젊은 어머니 자신들이 아직 어린아이 상태에 머물러 있는 경우가 너무나 많았다.

이 어머니는 위장 장애로 친정에 가서 그곳에 있는 내 제자의 치료를 받다가 자기 집으로 돌아와서는 나에게 치료를 받고 있다. 이 주부의 병은 친정어머니가 인격이 미숙하고 불안정해서 환자에게 안정감을 주지 못한 것이 근본 원인이다. 환자는 친정어머니가 오는 것이 기다려지지만, 오면 좋기도 하면서도 밉고 불안을 느낀다. 환자는 어머니가 떠나면 불안해지고, 기다려지고 막상 가까이 있으면 미워진다. 말하자면 모녀가 서로 분리·독립되지 않고 있는 상태다. 이것은 어려서부터 어머니가 집에 규칙적으로 있지 않고 어머니가 언제 나갈지 모르고 언제 들어올지 모르는 불안한 상태가 계속되어 이런 심리 상태를 벗어나지 못한 것이 원인이다.

물론 어머니에 대한 이런 감정은 치료자인 나에 대해서도 느끼고 있었다. 이것을 전이(轉移)라고 한다. 환자는 모든 세상 사람들에게 자기도 모르는 사이에 어머니에 대한 감정과 같은 것을 느끼기 때문에 문제, 갈등, 고통이 생긴다. 자기도 어린애가 아니라는 것을 깨닫고 어머니로부터 독립을 하면 치료가 끝난다. 물론 치료자로부터도 독립을 해야 한다.

이 환자와 같은 아파트에서 사는 어떤 젊은 어머니는 시간만 있으면 환자의 아파트에 와서 밥도 먹으려고 하고 커피도 타 달라고 하는 등 완전히 애기처럼 받으려고만 한다. 친정어머니나 식구들이 정기적으로 와서 도와주고 어느 때는 친정 동생까지 데리고 와서 환자의 집에서 커피를 마시려는 일까지 있었다고 한다. 아이가 네 살인데 같은 또래의 아이 셋과 유아원에 보냈는데 보모가 한 아이만을 안아 주고, 다른 아이들에게 골고루 관심을 보이지 않아서 유아원 사무실에 가서 항의했더니 다른 보모가 와서 좀 나아졌다고 한다.

환자의 말에 과장이 좀 있을 수도 있겠으나 너무나 애기 같은 어머니 밑에서 자라고 있는 아이들이 이대로 크면 정신병이 생길 우려가 많다. 이렇게 자신의 문제, 아이를 기르는 문제를 얘기하다가 하루는 네 살짜리 딸을 어떻게 길러야 할지 모르겠다고 한다. 놀이터에 갈 때에 데려다 달라는 둥, 유아원 보모가 아이들 집을 돌아가면서 오는데 한 아파트 같은 동 안에 있는 다른 아이 집에 데려다 달라고 한다. 뿐만 아니라 치료를 받으러 오면 어머니가 치료받고 있는 방에 들어와서 나가지 않으려고 한다.

하루는 역시 치료하는 방에 들어와서 좀처럼 나가려고 하지 않왔다. 그래서 내가 ○○아! 엄마가 ○○을 잘 기르라고 선생님이 가르치고 있으니 밖에 나가 있거라 하니 순순히 나간다. 과자를 너무 많이 사 오기 때문에 아이가 듣는 데에서 많이 사 주지 말라고 어머니에게 말했다. 환자에게는 "아이를 기르는 것이 지극히 간단하다. 농사짓는 것을 생각해 보면 누구나 알 수 있다. 아이를 귀찮아하지 말고 마음으로 받아들여야 한다. 해 줄 것은 해주고, 안 해 줄 것은 안 해 주고, 하지 말라고만 하지 말고 무엇을 하라고 해라. 그리고 그 나머지는 보고만 있으라."라고 일러 주었다.

어느 날 환자가 와서 말하기를 아이를 기르는 것이 그렇게 쉬운 줄 몰랐다 하면서 그 전에는 아빠만 좋아했는데 요새는 엄마가 예쁘다고 한다면서 딸하고 아무런 문제가 없다고 한다. 선생님이 말씀하신 말이 내 마음에 꽉 박혀서 그대로 하니 아무런 문제가 없다고 한다. 유아원에서 파견된 보모가 다른 아이의 집에 갈 때도 전에는 꼭 어머니가 데려다 주기를 원했는데 이제는 혼자 가려고 하고, 거기서 배운 노래를 보여 주려고 하고, 뭘 사달라고 졸라 할아버지가 많이 사 주지 말라고 했다고 하면 한 가지만 골라서 사는데 만족한다고 한다.

이 무렵 어느 날, 이 아이가 어머니를 따라서 치료받으러 들어오는데 전과 같이 찡찡대는 것이 아니라 아무 말 없이 마치 무엇을 해보이고 싶은 표정이다. 그래서 내가 "그럼 노래 한번 해 봐라." 하니 배운 노래를 힘차게 부른다. "아! 잘한다. 그럼 밖에 나가 있어라."라고 하니 순순히 밖으로 나갔다. 그전 같으면 잘 나가려고도 하지 않고 꼭 아이스크림이다, 무슨 과자다, 껌이다 해서 꼭 나가는 대가로 무엇을 사 주어야만 했는데 그런 것이 없어졌다. 전에는 받으려고만 하고 받아도 불만이 가시지 않았는데 지금은 정반대다. 받으려는 것보다 자기가 무엇을 할 수 있다는 데 즐거움과 만족을 느끼고 성취욕의 만족을 추구하고 스스로 할 수 있는 것을 보여 주려고 하는 쪽으로 방향이 바뀌었다.

아이가 갑자기 자랐다는 것을 누구나 느낄 수 있었고 자세나 표정이 달라지고, 전에는 찡찡대거나 울기도 했는데 아주 조용해지고 간호사와 같이 있는 것이 재미가 없으면 엄마에게 기사 아저씨에게 가 있겠다고 말하고 기사에게 간다. 전에는 수동적으로 남이 해 주기만 바라고 찡찡댔는데 지금은 능동적으로 자기가 만족할 수 있는 길을 찾아서 가고, 자기의 의사를 분명히 하게 되었다. 주체적인 자세로 바뀐 것이다.

이 환자는 이런 얘기를 하면서 과거에 다른 엄마들 얘기를 많이 한 것은 내가 다른 엄마들보다 더 잘한다는 걸 선생님에게 잘 보이고 싶어서 그랬던 것 같다고 하면서 과거보다 적은 정도의 일로 만족하는 것 같다고 결국 자기가 좋아졌다는 것을 은근히 표시한다. 어떤 어머니는 벽이나 창문에 숫자와 알파벳을 붙여 놓을 뿐 집에서는 전혀 공부를 안 시키는데 아이가 집에 와서 배운 것을 엄마에게 해 보이길래 잘한다고 칭찬해 주고 누가 제일 잘하느냐고 물었더니 자기가 제일 잘한다고 하더라는 것이다. 이 아이는 전과 정반대로 스스로 성취하는 데 기쁨과 자랑을 느끼고 있는 상태이다.

생후 여덟 달만 되어도 자기가 할 수 있는 것을 남이 해 주면 싫어하는데 요사이 많은 부모들은 이런 것을 모르고 해 주지 말아야 할 것은 해 주면서 해 주어야 할 것은 안 해 주어 자녀의 성숙을 방해한다. 옛날에는 일곱 살만 되어도 사내아이는 사랑방으로 내쫓고 어머니, 아버지라고 부르게 하고 더 크면 어머님, 아버님이라고 부르게 하는 것은 부모로부터 거리를 띄우고 독립을 시키는 방법이었는데 지금은 시집 장가를 가서 자신이 부모가 된 뒤에도 엄마, 아빠라 부르는 경우가 있으니 자녀 교육이 얼마나 잘못되어 가고 있는가를 깨닫지 않을 수 없다.

식사의 정신 건강

우리는 자랄 때 밥상을 받고 조용히 하지 않을 때—특히 어른 앞에서는 조용히 하라는 말을 자주 들었다. 요사이 부모들은 이런 관습은 나쁘다고 얘기하는 경우가 많지만 거기에는 이유가 있음을 알아야 한다. 식사를 할 때 다 같이 즐거워야만 좋은 것이지 말하는 사람에게는 기분이 좋은 일이라도 듣는 사람에게는 기분 좋지 않은 얘기는 결코 좋은 일이 아님을 염려한 것이다.

지금으로부터 약 20년 전에 외국 유학을 마치고 모 의과대학 교수로 부임해서 몇 달 되지 않던 때다. 그 당시에는 아직 현대 정신의학이 보급되지 않았고 다른 과 교수들이 보고 온 우리나라 정신과의 일면을 가지고 환자를 가두어 두고 전기 찜질이나 하고, 놀러만 다닌다고 나를 놀리는 것이 일쑤였다. 교수 다방에서 이런 농담을 하고 있는데 어떤 젊은 교수가 자기의 처삼촌을 나에게 소개했다. 화제를 바꾸어 자연스럽게 정신과 이야기로 꽃을 피우게 되었고, 젊은 교수는 처삼촌에게 내가 치료하고 있는 정신과는 종래의 것과 다르다고 했다. 과거에 내과나 다른 과에 가는 것으로만 알던 많은 병이 사실은 마음에서 생기는 병이기 때문에 정신병이나 노이로제뿐만 아니라 마음에서 생기는 몸의 병까지 다룬다고 소개를 했던 것이다. 이 젊은 교수의 처삼촌은 전에 유명한 요정을 경영했던 분인데 그분이 하는 말이 자신은 밥상머리에서 마누라가 기분 나쁜 소리를 하면 꼭 체하기 때문에 그런 소리를 듣는 즉시 숟가락을 놓고 밖에 나가서 바람을 쏘이고 식사는 밖에서 하고 들어온다고 했다.

대체로 사람은 누구를 막론하고 밥상을 받으면 식구들, 특히 식사를 마련해 준 사람에 대한, 더 나아가서는 집안 전체가 자기를 대우해 주는 데 대한 감정이 무의식중에 올라온다. 어떤 사람은 어릴 때 아버지가 돈을 잘 벌어서 과일이나 과자가 늘 집에 떨어지지 않게 해 두어도 어머니가 잘 챙겨주는 일이 없기에 과일이나 과자가 썩어서 못 먹게 되는 경우가 있었다. 학교에서 돌아오면 어머니는 없고, 학교에 가지고 가는 도시락에는 반찬도 고추장을 넣어 주는 것이 일쑤였으며 밥을 먹을 때에는 신문지로 부모의 얼굴이 보이지 않게 가리고 밥을 먹었다고 한다. 그런데 이 사람은 어른이 된 후에 아무리 맛있는 요리라 하더라도 여럿이 먹을 때에는 맛이 없고 맛있는 요리를 즐길 수가 없었다. 여럿이 식사를 하면 자기도 모르게 어릴 때 부모와 같이 식사할 때의 불만스런 감정이 되살아났던 까닭이다.

입맛이란 우리의 몸과 마음의 상태를 그대로 나타낸다. 몸에 이상이 없는데 입맛이 없으면 무슨 걱정이 있거나 기분이 좋지 않다는 것을 우리는 알아야 한다.

밥투정을 한다든지 편식도 마찬가지다. 몸에 병이 있어서 입맛이 없는 경우도 있지만 몸에 병이 없는 경우에는 무슨 불만이 있는지를 알아서 해결을 해야지 아무리 맛이 있는 음식을 해 바쳐도 기분이 풀리지 않고는 음식이 맛있지 않다. 맛있는 음식도 성의와 사랑의 마음이 깃들어 있지 않으면 또 불쾌해진다.

밥투정을 한다고 화가 난 어머니가 맛있는 음식이라고 해 주면 아이나 어른은 더욱 불쾌해진다. 문제는 마음이 풀려야 되고 관심과 성의, 사랑의 마음이 있어야 한다. 그렇기 때문에 어른이나 아이나 가정부가 만들어 주는 음식보다 주부의 손길이 들어간 음식을 좋아한다.

편식은 대부분이 부모 특히 어머니에 대한 불만이 원인이다. 가령 어머니가 동생에게 관심을 많이 쏟고 자기를 등한시한다고 느끼면 무엇을 안 먹는다고 한다. 특히 동생이 좋아하는 음식을 먹지 않으려고 한다. 왜냐하면 동생이 좋아하는 음식을 먹게 되면 어머니가 동생을 더 사랑한다는 것을 인정하는 결과가 되는 것이고 그것은 패배를 의미하며 패배를 자인하는 결과가 되기 때문이다. 동생이 좋아하는 것은 먹지 않고 자기만 좋아하는 다른 음식을 정해서 어머니가 그걸 해 주지 않으면 나는 사랑하지 않고 동생에게만 관심이 있는 것으로 간주한다. 평소에 안 먹는 음식도 자기를 사랑해 준다고 생각하는 아버지와 식사할 때는 맛있게 먹는다.

예부터 군것질을 하지 말라는 가르침이 있다. 식사를 잘 안 하고 군것질을 하는 것도 뭔가 불만이 많다는 일종의 노이로제다. 위에서 말한 바와 같이 밥상을 받으면 주부나 식구 등 집안 전체에 대한 느낌이 올라오기 때문에 어머니나 아내 또는 식구들에게 불만이 많으면 집에서 하는 식사가 즐겁지 않다. 남의 집 음식은 맛있고 자기 집 음식이 맛이 없는 것도 이런 경우다.

심한 경우에는 신경성식욕부진이라고 해서, 식사를 전혀 안 하고, 월경도 안 하고, 피골이 상접해서 굶어 죽는 병이 있다. 이것은 18, 19세의 처녀에게 주로 생기며 어머니에 대한 말 없는 항거가 죽음으로까지 몰고 간 것으로 세계 어느 나라에서나 볼 수 있는 병이다.

우리의 인생은 섭취하는 음식과 공기 그리고 관심과 사랑으로 이어지는 것인데, 가정에서의 식사는 이 두 가지가 모두 구비되어야만 몸과 마음이 제대로 자라고 인생의 행복을 누릴 수 있는 것이다.

소년비행

요즘 마치 무슨 예정이나 있었듯이 어린이의 자살이 자주 보도되고 있다. 외국에서는 어린이 자살이 그렇게 희귀한 일은 아니나 우리나라에서는 볼 수 없었던 일인데 최근 자주 일어난다는 것은 우리 사회나 가정, 학교가 몹시 병들어 가고 있다는 것을 입증해 주는 것이다.

옛날에 아홉 살 난 사내아이가 무서운 어머니의 꾸중을 듣고 견디지 못해서 산과 들을 헤매다가 집에서 30리 떨어진 야산의 양지바른 언덕에서 죽은 채로 발견된 일이 있었다. 계절이 아마 3월경이라 배고프고 추워서 죽었을 것이다. 이 어머니는 성미가 독해서 이전에도 며느리가 지참금을 안 가지고 왔다고 쫓아 버리고 새 며느리를 얻은 일이 있었다.

이런 어린이들의 자살은 사춘기나 어른이 된 뒤에 우울증으로 자살하는 심리와 같이, 사랑을 받아야 한다고 생각하는 사람을 상실하거나 배반을 당했을 때 상대방을 죽이지 못하니 자기를 죽이는 것이다. 우울증 환자는 잠재적인 살인자로 이 사람들의 자살을 방지하는 길은 누구를 미워하고 공격하게 하는 것이다. 치료하는 의사가 그 공격의 대상이 되어야 환자의 생명을 구할 수 있다. 어머니가 밉고 야속하고, 나는 배반당하고 버림받았다고 느끼지만 어머니를 죽일 수 없으니 자기가 죽는 것이다.

지금 소위 경제적 선진국에서는 청소년의 범죄와 비행이 급속히 늘어나고 있고 미국 같은 나라에서는 전(全) 범죄의 삼분의 일이 십대가 저지른 것이다. 유럽에서 온 서양 친구 말로는 유럽이라도 스페인 같은 나라는 서독이나 네덜란드보다 이런 경향이 덜한데 그 이유는 전통문화의 보존과 공업화나 경제개발이 빠르지 않은 것과 관계가 있다고 했다.

한 십 년 전쯤인가 지금 봉선사 주지로 있는 월운 스님이 정신과 의사, 심리학자, 철학 교수들이 불교를 공부하는 모임의 강사로 수고하고 계셨을 때 운허 스님도 만나 뵐 겸 봉선사로 놀러오라고 여러 번 권유를 했다. 마침 틈이 나서 아내와 같이 가 본 일이 있다. 운허 스님을 뵙고 점심을 먹고 오는 길에 망우리 쪽으로 돌아가려 오후 세 시경에 일반 버스를 탔다.

그때는 초여름이었는데 버스도 깨끗하지 못한 데다가 도로도 포장되어 있지 않았다. 차는 흔들리고 버스가 달리면 앞차에서 뿜는 먼지에 이리저리 비틀거리면서 넘어질 것 같은 불안감을 주는 데다가 노래를 크게 부르는데 마치 발악을 하고 있는 것 같았다. 소주병을 일곱, 여덟 개를 가지고 계속 마시면서 떠들고 있었다. 승객들은 모두 기분이 좋지 않은 것 같았지만 젊은이들의 심정을 동정해서 봐 주는 건지 아니면 불쾌해도 뭐라고 하면 봉변이나 당할까 봐 두려워서인지 모두들 아무 소리도 없었다. 나는 이럴 때 늘 한마디씩 하는데 그때마다 아내는 당신이 왜 남의 일에 간섭을 하느냐고 말리지만 그냥 보고만 있을 수가 없었다.

"술이 많이 취한 것 같은데 더 마시고 싶거든 집에 돌아가 방에 앉아서 마셔라. 아무래도 그러다가는 다칠 것 같다."

그랬더니 젊은이들은 계면쩍은 듯이 아무 말도 않고 조용히 하는 것이었다. 그래서 몇 시간을 조용히 버스 여행을 할 수 있었다. 나중에 생각해 보니 밖에 나가서 이렇게 악을 쓰고 술을 마시고 노래를 부르는 이유가 아무도 자기에게 따뜻한 관심을 보여 주지 않기 때문에 하는 행위가 아닐까 하는 생각이 들었다.

대체로 청소년의 비행이 범죄로 발전하는 과정을 보면 누구나 쉽게 이해할 수 있다. 가령 학교를 다니는 아이들의 경우, 아이들이 학교 수업을 마치고 집으로 돌아오면 먼저 어머니를 찾는다. 어머니가 없다고 하면 아버지를 찾는다. 그런데 어머니도 아버지도 없는 날이 계속되면 처음에는 책가방을 던져 놓고 밖으로 나간다. 만홧가게에 가든지 친구를 찾아가든지 어쨌든 밖으로 나간다. 다행히 좋은 친구를 만나서 친구 집에 가서 공부도 하고, 놀기도 하면 좋지만 그런 친구와 사귀지 못하면 비슷한 환경의 아이들과 어울리게 된다. 집에 일찍 와도 별 수 없으니 아예 집에 들어오지 않고 같은 처지에 있는 아이들과 어울려서 깡패가 되든지 여러 가지 비행을 저지른다.

학생이면 그날의 수업이 끝나는 종이 울릴 때, 직장에 나가는 어른들이면 직장의 일이 끝나고 나오는 순간의 마음을 통해 그 학생이나 그 직장인의 생활이 어떻게 되어 있나를 알 수 있다. 그 순간에 가정이 화목하고 안락할 때에는 자연 집으로 빨리 가야지 하는 마음이 생긴다. 물론 학교나 직장을 마치고 그 연장이 되는 활동은 제외하고 하는 얘기다.

가정 분위기의 중심은 다른 사람이 없는 한 주부가 만드는 것이다. 그러므로 편안할 안(安) 자가 여자가 집에 있는 것을 나타내고 있는 것은 오랜 세월을 통한 절실한 경험에서 나온 것이라는 것을 알 수 있다.

여러 해 전에 당시 60대의 유명한 소설가 모 씨와 30~50대의 주부들이 텔레비전에 나와 좌담 토론하는 것을 본 적이 있는데, 거기서 모 씨는 아이들이나 남편이 집으로 돌아올 시간에는 주부가 집에 있어야 한다고 강조하면서 자기도 집에 와서 마누라가 없으면 발이 다시 밖으로 나가려고 한다고 했다. 학교에 가기 전의 아이들도 다른 아이들과 정신없이 놀다가도 해가 서산에 기웃거리고 어두워지면 어머니가 있나 하고 집에 가서 확인해 보고 다시 친구들에게로 돌아가서 논다.

이렇게 볼 때 청소년 범죄와 비행은 아이들이 집에 왔을 때 아버지도 집에 없고 어머니도 집에 없는 현대사회의 필연적인 소산인 것이다. 이런 경향이 우리나라에도 깊이 침투했다는 것을 우리나라 청소년의 동태에서 여실히 볼 수 있다. 여러 해 전에 미국의 지도적인 정신 분석가이자 정신과 의사인 모 씨는 청소년 문제는 서양의 휴머니즘으로는 해결할 수 없다고 갈파한 적이 있다. 어떤 다른 전문가는 아무리 청소년 시설이나 청소년 지도 요원을 확충해도 해결될 문제가 아니고 가정, 학교, 거리에서 그들에 대한 관심과 배려, 상과 벌이 있어야만 해결될 수 있다고 말했다.

이것은 바로 우리의 과거 전통적인 생활 방식에서 찾을 수 있다. 이 전통을 회복하지 않고는 청소년 문제는 해결할 수 없을 것이다.

어린이 중심 교육의 잘못

언제부터인가 어린이 중심의 교육이라는 것이 생겨났는데 그것이 어떤 것을 말하는 것인지 그 결과가 어떻게 될 것인지 나는 도무지 갈피를 잡을 수 없었다. 나는 그것을 단지 아이들이 떠들고 놀고 싶어도 어른이 있으면 조용히 해야 한다든지, 맛있는 것과 고기반찬은 주로 어른이 먹고 아이들에게는 잘 안줘서 영양부족으로 제대로 크지 않으니까 그것을 시정하자는 의도라거나, 과거의 일부 사람들이 어린이를 너무 소홀히 한 데 대한 반발로 이해하는 정도였다. 물론 이런 움직임은 우리의 자손들을 잘 기르자는 좋은 뜻이 분명히 있는 반면에 우리 자신에 관한 모든 것을 멸시하는 면이 있음은 경계하지 않을 수 없다.

어린이 중심으로 교육을 하자는 목적은 어린이를 보다 성숙하고, 튼튼하고, 건강하며 책임 있는 어른으로 성장시키자는 것일 터인데 이런 교육의 결과가 목적과는 너무나 거리가 먼 것을 우리는 지금

보고 있다. 강력범의 대부분이 10~20대고 어린이나 청소년이 자기 중심적이고 이기적이라서 어른이나 타인의 존재를 인식하지 못하고 무책임하다는 지적이 많은 점도 주목해야 한다.

병원에 보조 간호사를 채용해도 새로운 채용을 할수록 간호사인지 입원하러 온 환자인지 분간할 수 없을 정도이다. 직업 교육은 말할 것도 없고, 인간으로서 기본 교육이 되어 있지 않다. 중소기업의 공장장으로 있는 어느 젊은이의 말을 들으면 처음에 직공이나 직원이 들어오면 자기 자식이 하나 새로 생긴 것처럼 처음부터 다시 교육을 해야 한다고 개탄을 한다. 말하자면 사람으로서 교육이 제대로 되어 있지 않다는 것을 우리는 부인할 수 없는 것이다.

원래 우리의 전통은 학문이나 지식, 기술보다도 바른 사람이 되어야 한다는 전통을 가지고 있다. 아득한 예부터 인방(人方)이라는 나라 이름, 홍익인간(弘益人間), 군자지국(君子之國), 동방예의지국(東方禮義之國), 인내천(人乃天) 등에서 볼 수 있듯이 우리나라는 군자예의의 나라로 칭송받아 왔다. 군자란 성숙된 인간을 말하는 것이다. 예의란 상대방을 존중하고 상대방과 나와의 관계를 정확히 파악해서 이 관계에 알맞게 말과 행동을 하는 것을 말한다. 지나치게 공경을 해도 예의가 아니고 상대방에 따라서 공경이 부족해도 안 된다.

어린이 교육의 목적이 이런 성숙한 예의 바른 사람으로 길러내는 것과 달리 현실은 정반대로 버릇없는 영원한 어린애를 길러 내고 있는 것이다.

서양 사람이 제일 배우기 어려운 말이 한국 말이라는 글을, 어떤 서양 사람의 책에서 읽은 적이 있다. 이 책에 따르면 옛날 달레 신부의 보고서에도 일본 말, 중국 말은 배우면 쓰기 쉬우나 한국 말 배우기가 제일 어렵다고 적혀있다는 것이다. 그것은 경어와 더불어 감각을 표현하는 말이 복잡하기 때문이라고 했다. 최근 우연한 기회에 미국 신부인 모 대학 교수들과 점심을 먹을 기회가 있어 물어보았더니 중국 말은 서양 말처럼 경어와 경어 아닌 말 두 가지뿐이고 일본 말은 그것보다는 더 복잡하지만 한국 말은 더 더욱 복잡해서 어렵다는 것이었다. 나는 그 후에 이 문제를 곰곰이 생각해 보니 우리 민족은 전통적으로 사물이나 인간에 대한 지각(知覺)이 대단히 섬세한 민족이라는 결론을 얻었다. 사람과 사람과의 관계, 음식의 맛이나 색채에 대한 지각이 예민하고, 또 어떤 이가 쓴 글에는 지금 그 숫자는 정확하지 않지만 쇠고기의 여러 가지 부분을 구별해서 먹는데 영국이 20가지 정도, 미국이 15가지 정도고 한국인 다음으로 제일 많이 구별해서 먹는 부족이 아프리카의 어떤 부족인데 50가지 정도라고 한다. 한국 민족은 220~250가지 정도로 구별해서 먹었다고 한다. 그러나 이런 전통을 지니고 있는 한국인이 지금 있는지 없는지 모르겠다.

한국인 이외에는 미각이나 색채감각, 인간관계의 미세한 부분까지 지각하는 전통을 가진 민족은 없는지, 만약 유독 한국 민족만이 그렇다면 그 원인이 어디에 있지, 문명이 가장 오래된 민족이어서 그런지 아니면 어떤 다른 원인이 있는지는 앞으로 연구해 볼 큰 문제라고 생각한다.

우리나라의 어린이 중심 교육은 예의 바른 대인 관계를 섬세하게 지각할 줄 아는 교육이라면 쌍수를 들고 찬성하겠다. 그러나 지금 대부분의 가정에서는 공부를 잘해서 출세하고 돈을 벌자는 목표하에 책상 앞에서 공부만 하면 다른 심부름은 어른이 다 해 준다는 식의 예의를 무시한 어린이 교육은 완전히 빗나간 교육의 도착(倒錯)이다. 이것은 부모의 인격 미숙과 전통 멸시와 외래문화를 잘못 받아들이는 데서 오는 것이다.

해방 후에 우리나라 풍조를 보면 분명히 서양 사람에게도 예절이 있는 데도 불구하고 우리의 전통으로 봐서는 그들이 예절에 맞지 않아 보이는데 그대로 모방을 해서, 무례하게 구는 것이 문명인 것처럼 착각하고 있는 사람을 지식층, 그중에서도 외국 유학을 다녀온 사람에게서 많이 본다. 이것은 극단적인 예이지만 미국 사람들은 학생과 교수가 친해지면 교수의 이름을 부르는데 이 문화를 그대로 한국 사람들이 따라 한다면 보통 일이 아니다.

어린이 중심 교육은 어디까지나 건강하고 책임감이 있으며, 예의 바른 어른을 만들기 위한 교육이어야지 현재와 같이 아이들의 심부름이나 하는 미성숙한 어른을 만드는 교육이어서는 안 될 것이다. 어린이 교육을 바로 잡기 위해서는 태고(太古)로부터 내려오는 우리의 전통, 특히 좋은 전통을 발굴해서 현대 생활에 맞게 적용하는 슬기가 필요하다. 이렇게 하기 위해서는 우리의 역사를 바로 배워야한다. 이것은 일제의 교육을 받은 한국 지도층의 대부분이 바른 역사를 믿지 않으려고 하는 실정 때문이다. 우리들의 참된 모습을 되찾고, 전통적인 교육에 현대적인 조명을 가해서 성인교육부터 해야만 우리나라의 어린이 교육이 바로 잡힐 수 있을 것으로 생각된다.

앞질러 해 주지 마라

얼마 전에 나에게 1년 이상 일주일에 한 번씩 치료받고 있는, 대학을 갓 졸업한 청년이 아무 말 없이 며칠간 행방불명된 일이 있다. 그는 취직 시험에 합격해서 몇 달 회사를 다녔는데 대인 관계가 맘처럼 되지 않고, 회사에 가면 직원들과 어울리지 못하고, 상사가 시키는 일도 잘 처리하지도 못하고, 남에게 물어보지도 못했다. 회사를 그만두겠다고 부모님에게 말을 했으나 취직하기가 쉽지 않고 결혼할 나이가 됐는데 직장이 없으면 신붓감을 고르기도 어렵다고 만류를 해서 마지못해 나가다가 며칠 동안 시골에 다녀왔다고 한다.

집으로 돌아와서 부모에게 집을 한두 달 떠나 있고 싶다는 얘기를 하고 회사를 사직하고 서울에서 한 시간 거리의 시골로 내려가서 일주일에 한 번씩 서울로 가족 치료를 받으러 오기로 했다.

이 청년의 경우 부모가 다 일제 때에 전문대학을 나왔으나 고향이 이북이고, 6·25전쟁으로 가족이 부산으로 피난을 갔을 때 아버지가 8년간이나 직장이 없어서 처가살이를 하는 동안 돈 때문에 고생을 많이 했다. 이 아버지는 회사에 갔다와서도 아들에게 영어를 가르쳐 아들이 중학교 때는 반에서 영어를 제일 잘한 때도 있었다. 하지만 어려서부터 장남이라는 이유로 모든 것을 부모가 해 주어 스스로 무엇을 하는 힘이 길러지지 않았다. 대학에 입학할 때도 아버지가 돈을 써서 입학시켰고, 회사에 취직할 때도 입사하는 데 필요한 서류를 본인이 하겠다는 데도 불구하고 아버지가 서류를 해다 주었다. 작년에도 부모의 태도를 고치고 부모와 자식 사이를 이해시키려고 부모를 병원에 오라고 여러 달을 청했다. 그래서 한두 번 오면 자기가 하고 싶은 얘기만 하고 도무지 환자나 의사의 얘기에 귀를 기울이려는 기색이 없다가 어머니가 겨우 환자를 이해하기 시작해서 몇 주 전부터 아버지를 데리고 매주 오게 되었다.

돈은 전적으로 아버지가 관리하기 때문에 그동안 치료비도 아버지에게 달라고 할 수가 없어서 여러 달 못 내다가 어머니가 계를 타서 가끔 내고 있었다. 이번에 아버지도 가족 치료 하러 매주 나오고부터는 아버지에게 알려서 치료비도 정기적으로 내고 있다.

이 아버지는 본인이 자식을 위한다는 것이 실은 자식을 병신 만들고 있다는 것을 전혀 모르고 있었다. 그래서 내가 옛날 당신이 자랄 때 부모들이 어떻게 대해 주었는지 생각해 보라고 했다. 그러면서 전에 어떤 이가 열다섯 살이 되는 해부터 '너는 컸으니까 세뱃돈을 안 준다'고 해서 그 후로는 세뱃돈을 못 받았다는 기사를 얘기해 주었다. 우리들이 자랄 때는 17~18세만 되어도 어른 취급을 했음을 상기시켰다. 자식이 자람에 따라 스스로 할 수 있는 일은 본인에게 맡기고, 차차 부모는 뒤로 물러서서 공간을 비워 주어야 자식이 튼

튼하게 자라는 법이라는 얘기를 해 주었다.

이 아버지는 다른 얘기는 통 먹혀들어가지 않더니 요새 부모들보다 과거의 부모들이 자식이 커 갈수록 간섭을 하지 않고 본인에게 맡기고 뒤로 물러서지 않더냐는 대목에 가서 무엇인가 알아차린 표정을 짓더니 그 후부터는 태도가 조금씩 달라지고 있다.

요사이는 인간 평등이다 남녀평등이다 해서 세상이 거꾸로 돌아가는 듯한 느낌이 들 때가 비일비재하다. 서른다섯이 넘어도 엄마라고 부르는 사람이 있다. 노이로제나 정신병이란 나이는 어른인데 감정은 어린애 상태로 머물러 있는 것을 말한다. 어른이 되려면 자기가 지배하는 영역이 자꾸만 넓어져야만 한다. 노이로제나 정신병은 자기가 설 땅이 좁거나 없는 상태인 것이다. 정신이 건강해지려면 설 땅이 넓어져야 한다.

몇 해 전에 대학에 다니는 청년이 지방에서 치료를 하다가 자꾸만 재발이 되어 내게 온 일이 있었다. 이 청년은 외아들인데 현재의 부모를 부정하고 자기 아버지는 국무총리라고 하면서 국무총리 공관에 들어가려다 경비원에게 붙들려 부모가 하는 수 없이 입원을 시켰다. 이 경우에 이 학생이 왜 자기를 낳아 주고 길러 준 부모를 부모가 아니라고 하며 국무총리가 자기 아버지라고 총리 공관 앞을 배회하게 되었는가?

이 학생의 부모는 외아들을 소중히 생각해서 아들에게 좋다고 생각하는 것은 본인의 의사와 상관없이 강요했기 때문이다. 본인이 원하기 전에 부모가 소신대로 밀고 나가며 방향을 제시하고 대신해 주니 아들은 생각할 것도 없고, 할 것도 없는 허수아비가 될 수밖에 없었다. 이렇게 외아들의 간절한 부탁을 모조리 무시하고 자기들 뜻대로만 하니 낳아 준 부모로서는 도저히 이럴수 없다는 결론에 도달한 것에 지나지 않는다. 나는 대통령의 아들이다, 모 재벌의 아들이다는 주장을 하는 환자들이 많은데 이런 환자들은 다 이런 심정에서 나오는 망상 때문이다.

이런 부모의 자녀 양육 방식을 작년 여름에 작고한 독일의 실존철학자 하이데거는 '뛰어드는 보살핌'이라 했는데 이런 인간관계는 지배자와 피지배자, 상전과 노예의 관계이다. 자식의 인격은 완전히 무시, 말살되고 자녀는 부모의 부당한 노이로제적 욕망을 충족시켜 주는 도구나 물건으로 전락하는 것이다. 이와 반대의 진정한 보살핌은 우리의 조상들이 실천해 온 방식이다. 즉 자녀가 자람에 따라서 본인에게 맡기고 공간을 미리 비워 주는, 미리 뛰쳐나오는 방식이다. 본인이 할 수 있는 것뿐만 아니라 의문시 될 때도 실패의 가능성이 있어도 본인의 힘을 시험해 보는 의미에서는 모험도 시킬 수 있어야 한다. 학교 선택도 본인이 생각한 뒤에 그 자료를 가지고 의논에 응해 주고 본인의 생각을 정리해 주고 바른 정보를 제공해 준다. 혹시나 부모의 입장에서 빗나간다 싶어도 큰일이 아니면 그러면 안 된다고 미리 경고를 해서 부모의 지도를 받아야겠다는 것을 경험케 해야 한다. 전자는 노자의 유위(有爲)요, 후자는 무위(無爲)라고도 한다.

관심과 눈치

우리나라 사람 중 특히 서양에서 공부한 사람들, 서양을 동경하는 사람들은 우리나라 사람들의 나쁜 버릇 중 하나가 남의 일에 관심과 간섭이 많은 것이라고 욕을 한다.

물론 최근에는 외국에서나 우리나라에서나 너무나 타인에 대해서 무관심해서 옆에서 살인·강간을 해도 보고만 있어 시민들은 경찰의 보호를 받을 수 없기 때문에 스스로 자기를 보호해야 한다는 외신 보도가 있을 정도다. 우리나라에서는 남을 돕자는 관심이 다른 한편으로 높아지고 있다 하니 반가운 소식이다.

모든 것에는 긍정적인 면이 있고 부정적인 면이 있으며, 바른 뜻과 바르지 않은 사(邪)된 뜻이 있다. 그런데 이 세상은 항상 삿된 법[邪法]이 난무하고 있어 바른 법[正法]을 아는 이가 드물다.

내가 매일같이 만나는 사람들 중 내가 시간을 어기거나 반가운 기색을 보이지 않는다고 해서 무관심하다고 말을 않거나 얼굴을 붉

히고 화가 난다는 등의 표현을 못하는 사람들이 있다. 이런 사람들은 항상 나의 일거수일투족(一擧手一投足), 나의 표정·태도·음성·시선과 몸의 움직임에 지나치게 예민하고 너무 눈치를 본다. 나의 관심을 받고자 하는 욕망이 너무나 강하기 때문에 지나치게 나의 눈치를 보게 되는 것이다. 도를 닦거나 서양의 정신분석 치료와 같은 고통의 근원을 치료하는 방법은 바로 관심·사랑·인정을 받으려고 눈치 보는 것을 없애는 것이 목표라고 해도 지나친 말이 아니다.

이런 경향은 자라나는 동안에 당연히 관심·사랑·인정·보살핌을 받아야만 건강하고 행복하게 자랄 수 있는 데도 불구하고 마땅히 받아야 할 관심을 받지 못해서 한이 된 경우와, 너무나 관심의 초점이 되어서 스스로 무엇을 해 본 일이 없는 경우의 양극단에서 볼 수 있다.

일반적으로 사람들은 자기에게 관심을 가져 주는 것을 좋아한다. 그렇기 때문에 정치를 하는 사람은 사람의 얼굴·이름·배경·업적 등을 잘 알아서 기억해 두고 본인에게 표현을 잘한다. 가정에서나 직장에서나 부모나 상사, 동료가 관심을 보이면 학생이면 공부를 잘하고 부모 말을 잘 들으며 집안일을 잘 돕고, 직장인이면 직장 일을 열심히 한다. 모든 종교의 근본도 이러한 관심으로 귀착이 된다.

정신 건강의 척도는 얼마나 자기 자신이나 타인, 사물에 관심이 있느냐가 된다. 부처님 같은 성인은 자신과 만인, 만물에 골고루 관심이 있고, 타인이나 만물에 대한 관심이 바로 자신에 대한 관심이 된다. 그 반면 노이로제에 걸린 중생은 자신에 대한 진정한 관심이 희박하고 남이 어떻게 생각할까에 집착해서 남의 눈치만 보고 자기에게 필요하고 원하는 것이라도 남이 싫어할까 봐 하고 싶어도 못

한다. 성인에게는 자기가 없고 자기가 생각하는 타인이라는 것도 진정한 타인이 아니다. 결국 자기의 병은 마음이 만들어 낸 허수아비에 지나지 않는다.

진정한 관심은 식물의 성장에 있어서 햇볕과 같은 것이고, 눈치는 햇볕을 가리는 구름과 같다고 볼 수 있다. 이것을 부모와 자녀와의 관계에서 본다면, 자녀에게 진정한 관심이 있는 부모는 자녀를 잘 관찰해서 지금 무엇이 필요한가, 무엇이 자녀의 성장과 독립에 이롭고 해로운가를 잘 알아서 부모의 마음에서는 해 주고 싶어도 자녀의 성장과 독립에 해로울 때에는 하지 않아야 한다. 말하자면 자녀의 성장을 위해서 부모의 욕망을 자제할 수 있어야 한다.

놀라운 것은, 돌전에도 어린아이는 독립을 향해서 성장을 지향하고 있다는 사실이다. 지금은 유치원에 다니는 우리 손녀가 한참 기어 다니고 있을 때에, 어른이 그 모습이 귀엽다고 안아 주려고 하니까 발버둥치고 울며 빠져 나가려고 하는 것을 보고 이 아이는 커서 거물이 될 소지가 있다고 말한 적이 있다.

근래에 어린이에 대한 관찰과 연구가 이루어져 생후 8개월이 지나면 어머니 앞에서 또는 어머니의 존재를 의식하면서 별도로 기능하는 시기가 시작된다는 것이 밝혀져 있다. 물론 인간이 부모로부터 독립하기까지는 오랜 시일이 걸리는 것이 사실이지만 특히 요사이는 그 기간이 불필요하게 오래가는 계층들이 있다.

부모가 어떻게 해야 하는지는 동물이나 식물의 세계를 보면 명백해진다. 부모 특히, 어미는 새끼가 어렸을 때는 정성껏 기르고, 장성하면 내쫓아 버린다. 비버는 새끼가 커서 독립해서 나가지 않으면 물어서 죽이는 일도 있다고 한다. 식물도 꽃을 피우고, 열매가 열려

익으면 땅에 떨어지거나 바람에 실려 다른 곳으로 날아가 땅에 떨어져 자라서 또 새로운 열매를 생산하고 씨를 세상에 뿌린다.

대부분 자녀의 성장을 지켜보면서 자녀가 독립해서 부모의 품을 벗어나는 것을 허용할 때에는 눈치가 생기지 않는다. 물론 예리한 관찰이란 뜻으로도 눈치가 빠르다고 쓰기도 하지만 여기서 눈치란 그런 뜻이 아니고 비굴한 뜻으로 사용된다. 부모가 자녀의 성장을 방해하거나 억압을 하는 경우에 눈치가 생기는 것이다. 물론 부모 이외에 어른의 위치에 있는 사람, 지도자, 정부의 경우도 마찬가지다. 눈칫밥을 먹는다는 말이 있듯이 눈치란 풀이나 나무의 경우 힘없이 시들어 있는 상태이고, 관심이란 파릇파릇하게 생기가 나는 상태와 같다.

대개 아이들이 자기 부모 집이 아닌 친척 집에 있게 되면 이 눈치가 발달해서 정신과 성격에 상처를 입어 정신병이나 노이로제 아니면 성격이 비뚤어지는 경우가 많다. 위축되거나 아니면 적개심이 축적되어 피동적이고 공격적인 성격의 소유자가 된다. 즉 공격을 바로 하지 않고 자기가 해야 할 일을 지연시키거나 해야 할 일을 잃거나 소극적으로 반항하는 성격이 되는 경우를 많이 본다.

평소에 부모의 관심을 못 받은 아이가 어쩌다가 병에 걸렸더니 어머니가 열심히 간호를 해 주고 맛있는 것도 사 주고, 관심이 자기에게 쏠리는 것을 경험하고 나서는 의사가 봐서는 병이 다 나았는데도 불구하고 계속 아프거나 병이 다 나은 뒤에도 조금만 몸에 이상이 있어도 크게 아픈 것처럼 꾸미거나 항상 아프려고 하는 것을 보게 된다. 약간 감기 기운이 있어도 코를 훌쩍거리거나 기침을 만들어서 아프다는 것을 주위 사람, 특히 어머니 앞에서 나타내려고 한다.

간섭이 아닌 상대편의 성장에 필요한 관심이 바로 태양이다. 현실을 잘 파악한다는 뜻의 빠른 눈치는 좋은 것이다. 남의 관심·사랑·인정을 받기 위한 눈치는 주체성이 허약한 노이로제 증상인 것이다.

아우를 타는 것

나는 일제 시대에 일본인들이 한국 사람을 업신여기거나 우리 동포들이 일본 사람을 숭앙하고 한국인이나 한국 문화를 우습게 보는 것이 납득이 가지 않았다. 그리고 의사가 되어 정신의학과 인접 분야의 공부를 하고 환자를 진료하는 동안에 우리나라 사람이나 문화가 지구상에서 가장 으뜸가는 것이 아닌가 생각하게 되었다. 더구나 국제 학회에 참석하거나 세계 각국 사람들을 접촉할수록 그런 느낌이 짙어지고 의사가 되어 40년 동안 정신과 의사로서 환자를 진료하는 동안 그런 느낌이 확실한 사실로서 굳어져 가고 있다.

우선 그 한 가지를 들어 볼까 한다. 우리가 어려서 자랄 때 형이나 언니가 될 아이가 동생을 보게 되면, 다시 말하면 이미 아이가 있는 어머니가 임신을 하게 되면 음식이나 약, 여행, 운동 등 여러 가지로 몸과 마음가짐, 사회적인 접촉을 가질 뿐만 아니라 뱃속에 있는 아이에게 좋은 영향을 주기 위해서 태교를 했다. 지금 과학이 과거의 이런 우리들의 전통의 타당성을 입증해 주고 있지만 이번에 말하고자 하는 것은 뱃속에 있는 태아에 대한 것이 아니고 뱃속에 있는 아이가 태어났을 때 형이나 언니나 누나가 될 아이에 대한 문제다.

내가 어릴 때 우리 어머니가 배를 가리키면서 네 동생이 뱃속에 들어 있다고 한 기억이 난다. 이것은 내게 한 말인지 내 동생에게 한 말인지는 지금 기억으로는 확실치 않으나 그 말과 광경이 내 뇌리에 박혀 있는 것만은 사실이다. 어릴 때는 '너의 동생이 곧 태어나니 기뻐해라. 그러니 어머니가 할 일이 많아지니 어머니에게 부담을 덜어 주고 동생이 태어나면 잘 돌봐 주라'는 무언의 뜻이 있는 것으로 막연히 느꼈을 뿐이지만, 해방 후에 외국, 특히 미국의 문헌이 들어오기 시작하면서 정신분석이나 정신의학을 접하게 되어 아우 타는 것에 대한 우리 조상들의 지혜가 얼마나 고귀한 것인가를 알게 되고 우리의 정신 건강에 얼마나 중요한 영향을 끼쳤는지 날이 갈수록 더 깊이 느끼고 있다.

2차 대전이 끝날 무렵 스피츠(spitz)라는 정신과 의사가 미국이나 유럽의 고아원에 수용되어 있는 아이들을 연구해서 서양 사회에 획기적인 영향을 끼쳤다. 그가 발견한 것은 미국 고아원에 수용되어 있는 아이들이 아무리 좋은 영양과 위생 시설 속에서도 병에 걸리기 쉽고, 신체 발육이 잘 안 되고, 유전적으로 좋은 두뇌를 받았어도 지능 발달도 되지 않으며 결국 많은 수가 죽는다는 것이었다. 그 원인은 고아원은 어린이의 발육을 촉진시키기 위해 자극을 주는 요인이 결여되고, 따뜻한 어머니 역할을 하는 존재가 없기 때문이라는 것을 아이들 생후 12개월까지 관찰하여 밝혀냈다. 이 연구 이전에는 이 시기의 중요성을 모르고 연구한 일이 없었다. 그리고 이 시기의 박탈은 다시 회복할 수 없는 몸과 마음의 손상을 초래한다는 것을 알게 되었다. 그 다음의 연구에서는 1년 내지 1년 반을 육아원에 있는 유아들을 관찰한 결과 생후 6개월 후에 어떤 아이들은 전에 명랑하고 외향적인 성격의 정반대로 잘 울고, 얼마 후에는 접촉을 않고 주위로부터 철수하는 행동을 하는 것을 관찰했다. 처음에는 잘 놀라고 서러워하고 울기를 잘한다. 다음으로는 접촉을 않고 환경을 거부하고 물러난다. 다음 단계는 발육이 지연되고 자극에 대한 반응이 지연된다. 운동이 느려지고 의욕이 없고 멍해진다. 다음은 입맛이 없어지고 밥을 먹지 않고 몸무게가 준다. 다음으로는 잠을 못 잔다. 스피츠는 이런 증후군을 '의존적인 우울증'이라고 이름을 붙이고 사랑의 대상, 즉 어머니로부터 떨어지는 것이 원인이 되는 우울증으로 보았다.

내가 우리 집 아이들이나 주변의 아이 환자들을 관찰하고 치료한 결과, 우리나라에서 예부터 말하던 아우 타는 아이의 증상과 일치하는 것을 발견했다. 독자 여러분들 중에도 과거에 어린아이를 길러 본 분이나 현재 기르고 있는 분 중에는 가벼운 아우 타는 증세를 관찰한 분들이 있을 줄 안다. 과거에 간단한 논문으로도 발표한 일이 있지만 내가 내 주변에서 경험한 한 예를 들어 보겠다.

내가 20여 년 전에 미국에 있을 때 중동에서 온 어떤 정신과 의사의 아들이 정신적으로나 신체적으로나 이상이 없으리만큼 건강했는데 명랑하고 사람들에게 잘 안기던 아이였다. 하루는 아버지와 같이 내 방에 놀러 왔는데 몸도 야위었고, 오라고 하면 거부하고 무표정한 아이가 된 것이다. 내가 놀라서 아버지에게 '이 아이가 왜 이런 우울증에 걸리게 됐느냐'고 물으니 아버지는 태연히 어린아이에게 무슨 우울증이냐고 전혀 상대를 않았다. 그에게 그런 지식이나 경험이 없는 것을 알고 나는 그 아이의 어머니가 같이 안 왔는데 어떻게 된 건가만 물으니 이틀 전에 아이를 낳기 위해서 입원을 했다는 것이다. 생후 몇 달이 됐느냐고 물으니 14개월이라고 한다. 어린아이가 갑자기 어머니로부터 떨어지면 우울증에 걸린다. 그러므로 부모는 큰애에게 아우를 봤을 때에 아우와의 관계를 미리 맺어 주고, 아우가 태어난 뒤에도 큰 아이에게도 관심을 가져야 한다. 부모나 주위의 사랑이나 관심이 떠난 것이 아니고, 자기는 컸고 동생은 갓난아기라 많은 보살핌이 필요하다는 것을 이해시키고 친구나 다른 활동으로 유도해야 한다. 그렇지 않으면 식욕도 없어지고, 체중이 줄고, 사람을 싫어하고, 잠이 잘 안 오고, 결국 평생 돌이킬 수 없는 몸과 마음의 상처를 입는다. 한국에서는 옛날부터 이것을 '아우 탄다'는 말로 이른다고 해도 그는 심각하게 듣지 않았다. 그 후 아이를 1년 가까이 보아왔는데 회복이 되지 않고, 명랑성이 사라지고, 몸이 마르고, 기관지가 약해지고, 심신이 약질로 변한 것을 볼 수 있었다.

이렇게 정신과 의사라도 남의 입장이 되어서 느끼지 못하는 사람은 자기 자식의 마음을 이해하기가 어렵다. 아우 타는 것의 핵심은 앞서 말한 바와 같이 갑자기 어린이로부터 주위 특히 어머니의 관심이 없거나 줄어서 생기는 현상이다. 어머니가 아프거나 무슨 걱정이 있거나 집안에 일이 있거나 형이 병이 나서 부모의 관심이 형에게 쏠렸을 때, 언니나 오빠의 결혼식 준비나 병자가 있을 때 등등 어머니가 어린이에게 관심을 충분히 가질 수 없는 경우는 열거하기에 끝이 없다. 스피츠의 연구에서 밝혀진 또 다른 사실은 어머니로부터 떨어지기 전의 여섯 달 동안에 어머니의 사랑을 많이 받은 아이일수록 우울증이 많이 발생하고 그 정도가 심하며 사랑을 적당히 받거나 별로 못받은 아이일수록 우울증이 적거나 있어도 정도가 가볍다는 것이다.

요즘 신문 잡지나 텔레비전, 라디오를 보면 우리나라에서도 자주 어린이의 정신장애가 늘고 있고, 그 대부분의 원인이 부모의 과욕과 무관심에 있다고 보도되고 있다. 옳은 말이다. 사랑이나 관심도 어린이의 성장과 독립에 필요한 정도 이상이면 의존심을 키워 정신장애의 원인이 된다.

스피츠가 36년 전에 쓴 논문에서 장차 어머니들의 사회 진출로 인해서 어린이의 정신장애의 증가를 우려하고 있던 것이 지금 우리나라에서 나타나고 있는 셈이다. 내 자신의 경험으로도 아우 타는 것을 잘못 처리해서 정신병이 된 경우를 자주 보게 된다. 이런 의미에서 아우 타는 것뿐만 아니라 우리의 전통적인 육아 방식 계승의 필요성을 절감한다.

휴학과 정신 건강

학비를 벌기 위해 휴학을 한다거나, 가장인 아버지가 돌아가셨기 때문에 부득이 휴학을 한다거나, 원치 않는 학교에 입학은 해 놓고 다음 해에 다시 원하는 학교에 시험을 치기 위해서 휴학을 하는 사람도 있다. 휴학이 꼭 필요한 경우도 있지만 대부분은 좋지 않은 결과를 가져오는 경우가 더 많다. 더군다나 전문가의 충분한 검토를 받지 않고 휴학을 했을 경우에는 더욱 그렇다. 전에는 일류 고등학교를 다니는 학생들 중에 검정고시를 치기 위해서 휴학하는 경우도 자주 있었다. 아무튼 정신과 의사 진료실에서는 휴학에 관한 문제에 늘 부딪치지 않을 수 없다.

어떤 의과대학 본과 2학년 때 학생은 휴학과 유급(留級)을 거듭해서 의과대학을 퇴학해야만 되는 경우도 있었다. 결국 다른 대학의 다른 과를 다니다가 병이 재발되어 처음부터 3년간 치료하던 의사가 학생을 보내온 일이 있다.

이 학생은 고등학교 때 치과 의사인 아버지가 의과대학을 가지 않으면 안 된다고 보름 동안이나 집에서 식사를 하지 않으시고 고집을 부려서 학생이 굴복하여 의과대학 예과에 입학했다. 예과는 교양과목이 많고 공부를 많이 할 필요가 없어서 그럭저럭 지내고 본과에 올라오자마자 휴학을 했다. 본인 생각에는 의과대학에 입학했으니 아버지의 요구를 다 들어준 셈인데 이제는 휴학을 해서 내 마음대로 하고 싶은 것을 다 해 본다고 1년을 지내 봤으나 만족스러운 것이 없었다. 본과 1학년에 올라오면 다른 대학의 네 배는 공부해야 되는데 공부는 잘되지 않고 겨우 2학년에 올라가기는 했으나 공부가 잘될 리가 없었다. 결국 2학년 2학기에 정신병이 발병하여 병원에 입원을 해서 치료를 받고, 회복이 되어 다시 2학년을 다녔으나 유급되어 의과대학에서 제적되었다. 결국 다른 대학으로 전과, 편입을 해서 의욕적으로 공부를 하려고 했으나 학점이 좋지 않아 의욕을 상실하고 병이 재발한 것이다. 또 휴학을 하고, 약도 먹고, 정신치료를 해서 신학기에 상경한 후 내게 치료를 받기 시작할 때에는 아버지에 대한 적개심을 잘 표현하기에 치료의 전망이 좋다고 생각했었다.

일주일에 두 시간씩 치료를 받았는데 세번째 시간에 공부 걱정을 시작하더니 아버지에 대한 적개심은 온데간데없어지고 학점이 모자라서 1년을 더 다녀야 하지 않나 하면서 불안해하기까지 했다. 그러다 약속 시간에 나타나지 않고 시골집으로 가 버렸다. 그 후 어머니의 권고로 다시 올라왔는데, 학교를 그만 두고 취직을 하겠다고 되풀이했다.

"취직 생활을 할 수 있을 정도면 학교 다니는 것은 문제없다. 대학을 졸업해서 성적이 좋아 취직은 할 수 있어도 대인 관계의 장애 때문에 직장 생활에 적응할 힘이 부족한 사람은 치료를 위해서 대학원에 다니게 하는 경우도 있다. 자네는 지금 병 때문에 다른 사람에겐 문제가 되지 않는 일을 고민하고 있다. 공부가 되지 않아도 다리는 움직일 수 있으니 출석을 하는 것만이라도 좋다. 학교도 다니지 않으면 치료가 더욱 어려우니 당분간은 학교도 치료를 위해서 다닌다고 생각해라."라는 식으로 타일렀다. 그리고 "지금 아무 의욕이 없고 세상이 귀찮고, 죽고 싶은 심정이 과거 어느 때와 같은가?" 하고 물었더니 정신병이 발병하기 직전 상태와 같다고 한다. 그래서 나는 "정신병에서 망상이나 환각(幻覺)이 없어지면 정신병이 발병한 직전 상태로 돌아간다. 지금 자네는 정신병이 재발되느냐 아니면 병이 낫느냐의 갈림길에 서 있다. 지금 의욕이 없고 죽고 싶은 것은 아무리 해도 자네 자신의 의사대로 현실적으로 타개해 나갈 수 없기 때문에 병이 났는데 병이 나으려면 의욕이 없는 원인을 깨달아서 현실을 타개해 나가야지 낫는 것이다. 이 고비를 넘기지 못하면 다시 병이 재발된다." 이런 식으로 격려를 해서 시험도 치고 치료도 받도록 하여 이제는 다시 해 보자는 의지가 생겨나고 있다.

또 다른 경우는 의과대학 3학년인데 몇 해 전에 정신병으로 자기 학교의 부속병원에 입원해서 치료를 받고, 학교를 다니다가 재발이 되어 학교 교수가 나에게 보내왔다. 약을 먹어야 하는데 안 먹고 치료도 중단을 하고 학교에 잘 다니다가 휴학하겠다는 것을 입원시켜서 병원에서 학교를 다니게 하고 있다. 이 학생도 이 고비를 넘기지 않으면 다시 발병을 한다.

정신병이란 '인생이란 학교'에 등록은 해 놨지만 인생을 살아가는데 힘이 들어서 인생을 결석하거나 휴학을 하고 있는 셈이다. 그러기 때문에 휴학을 하겠다는 것은 궁극적으로는 '인생이란 학교'를 휴학하자는 것이 된다.

그리고 이런 심한 상태가 아닌 학생의 경우 1등을 하기 위해서 휴학을 하는 경우가 가끔 있는데 이것도 결과는 좋지 않다. 정신이 건강하면 꼭 1등을 해야 할 이유도 없지만 1등을 하자고 마음을 먹으면 1등을 할 수가 있다. 공부가 잘 안 되는 것은 정서적 장애 때문이며 1년 쉰다고 정신장애가 없어지지 않기 때문에 다음 해에 1등을 못하게 되면 공부에 대한 의욕이 더욱 없어지고 시간만 허비하게 된다. 휴학은 학교 선생님이나 전문 의사의 세심한 검토를 거쳐서 해야만 하는 것이다.

뚱뚱한 아이들

전통적으로 우리는 어려서부터 버릇과 행실을 가르쳐 왔다. 그러나 요즘에는 외세와 외래문화의 침식을 받아 우리의 좋은 생활 태도나 생활 방식이 많이 파괴되고 있다. 그래도 최근에 지도층이나 국민들이 각성하기 시작해서, 우리의 좋은 점을 되찾아 보존하고 발전시켜 다른 나라 사람들에게까지 보급시키자는 움직임이 활발해진 것은 반가운 일이다.

옛날부터 동서양을 막론하고 체격과 성격과의 관계, 체격이나 성(性), 질병과의 관계를 말해 왔으나 최근에는 더욱 뚜렷하게 여러 가지 각도에서 연구되고 있다.

그래서 살이 찌면 혈관에 지방질이 들러붙어서 여러 가지 심장 혈관이 고장 난다는 것이 알려지자 쌀밥이나 단것을 피하는 사람들이 늘어나고 있다. 과거 우리나라에서는 살이 찌면 부자 티가 난다고 하여 살이 찐 것을 부러워하고, 또한 살이 찌고 싶어 하는 사람이 많았다. 그리고 그땐 뚱뚱한 사람도 별로 없었다. 그런데 요사이는 뚱뚱한 어른뿐만 아니라 뚱뚱한 아이들이 많아서 이런 아이들의 살을 빼게 운동을 시키는 시설까지 생겨났다.

전에 미국의 아이젠하워 대통령의 주치의였던 화이트 박사는 옛날에는 80대에 오던 동맥경화증이 벌써 10대에 오고 있다고 했다. 원인은 음식은 잘 먹고 있는 반면 운동이 부족하기 때문이라고 한다.

미국의 어떤 소아과 교수가 40년 전 비만증 아이의 비만 원인을 찾기 위해서 내분비의 장애가 원인이지 않을까 해서 이 방면의 연구에 필요한 모든 시설을 갖추고 연구를 시작했다. 연구한 결과 내분비의 기능장애가 아니라, 환자의 부모, 특히 어머니에게 있다는 것을 알게 되었다. 어머니의 불안한 행동, 무엇이든 고치려고 하지 않는 저항 비만아의 3분의 2가 막내가 아니면, 형제가 없는 하나뿐인 아들이나 딸이라는 소견은 이런 가족들의 정서적 분위기에 원인이 있을 가능성을 시사해 주었다.

이 연구는 뉴욕 시의 235명의 비만아를 대표한다고 보는, 마흔 가구를 연구한 결과다. 양친을 개별적 혹은 함께 여러 번 되풀이해서 면담을 하고 최소한 한 번의 가정방문을 했었다. 그 후에 다른 나라에서도 연구가 활발하게 진행되어 정신 건강이나 신체 건강에 가정 분위기, 가족 간의 관계가 중요하다는 것을 증명하고 있다.

처음에 그녀는 소아과 학회에서 자신이 관찰한 바를 발표해 달라는 요청을 받고 자기 연구 결과를 더 생생하게 보여 주기 위해서 만화를 고안했다. 뚱뚱보 아이가 어머니의 쇠사슬에 묶여 있는 그림이었는데, 어머니는 아이를 매수해서 먹을 것을 주면서 친구들과 재미있게 놀고 싶어 하는 마음을 달래고 있다. 아버지는 어머니의 행동을 못마땅하게 생각하면서 뒷전에 쭈그리고 앉아 아무런 힘을 못 쓰고 있었다.

여러 해 전에 어떤 정신과 교수와 그의 동창생인 다른 과 의사가 같이 운동을 하고 오는 길에 그 교수의 아파트에 잠깐 들른 일이 있다. 승강기에 10살 정도 되는 용모가 준수하고 머리도 좋아 보이는, 뚱뚱한 것을 빼면 체격도 좋은 남자 아이가 탔다. 승강기에서 내려 그 아이가 없을 때에 그 의사가 하는 말이, 아파트에 들어 앉아서 부모는 없고 놀 때도 없어 먹기만 하니 운동이 부족하여 그렇게 되더라고 한다.

사실 모든 정신장애나 소년비행, 어른들의 비행이나 외도는 다 허전한 것에서 그 원인이 있다고 볼 수가 있다. 허전하다는 것은 쉽게 말해서 정서적으로 배가 고픈 것을 뜻한다. 정서적으로 허전하다는 것은 어떤 대상이 사람이든 아니면 돈, 명예, 집, 가구, 자동차, 애완동물이든지 대상이 될 수가 있으나 근본은 사랑에 대한 갈구다.

흔히 배는 고프지 않은데도 입이 심심하다는 말을 한다. 심심하다는 것은 누가 같이 있어서 얘기를 나누든지, 시중을 들어주든지, 나를 즐겁게 해 주기를 바랄 때 일어나는 마음이다. 이럴 때 아이면 친구를 찾아서 같이 뛰어 놀거나 무엇을 만들든, 술래잡기를 하든, 구슬치기를 하든 재미나는 일을 찾는다. 어머니가 같이 놀아 주고 같이 뛰고 할 수도 있다. 그렇지만 아마도 비만아의 어머니는 이런 것도 해주지 못할뿐더러 해 줄 생각도 않을 것이다. 왜냐하면 그런 것이 아이를 위해서 꼭 필요하다는 것을 알면 아이에게 친구와 노는 기회를 만들어 주었을 것이고, 환경이 허락하지 않으면 우선 자기라도 아이의 친구가 되어 같이 놀아 주었을 것이다.

최근 나에게 정신 치료를 받고 있는 30대의 의과대학 교수는 아이 셋이 연년생인데 부인도 의사인지라 아이들 때문에 전공의 수련을 중도에 그만두었다고 한다. 아이들이 좀 불안하다는 것을 세배 왔을 때 보니 알 수가 있었다. 온 식구가 다 오자고 했더니 부인이 싫다고 해서 오지 않았다고 한다. 그래서 나는 아이 아버지에게 아이들이 뭘 바라는가를 파악해서 필요한 것을 해 주고 가만히 두면 된다고 일러 주었다.

　　그리고 3, 4주 후에 와서 하는 얘기가 큰 딸이 늘 아빠에게 다리를 주물러 달라고 하고, 다리를 들어 달라고 하기에 왜 그러냐고 물었더니, 전에는 엄마와 같이 비디오를 보고 같이 운동을 했는데 요즘엔 엄마가 안 한다고 하더라는 것이었다. 부인에게 그 얘기를 해서 부인과 딸이 그 운동을 같이 하고부터는 아버지에게 달라붙는 버릇이 없어졌다고 했다.

　　몸과 마음의 발달과 건강을 위해서 가장 중요한 것은 어떠한 적절한 반응을 하는 것이다. 이것이 바로 진정한 대화이고 혼자 있어도 허전함을 느끼지 않고 무한한 사랑과 자유, 유대감을 느끼는 것이다. 그리고 이것이 정신 건강이며 성숙된 인격이고 이런 극치가 성인이요, 부처의 경지다.

자존심과 열등감

인생을 사는데 중요한 말 중에 일반적으로 통용되는 뜻이 진정한 의미와 정반대인 것이 많다. 자존심(自尊心)이라는 말도 그런 말 중의 하나이다.

저 사람은 자존심이 강하다고 하는 경우를 보면 진정한 자존심이 아니라 자존심이 약해서, 자존심이 상하기 쉬워서 남이 자기를 무시하지 않는 데도 무시를 한다고 화를 내거나 골을 내는 것을 볼 수 있다. 말하자면 열등감을 느끼지 않으려고 하는 열등감의 반동(反動)이다. 이런 사람은 남이 내게 어떻게 대하는가에 대해서 지나치게 민감하고 그에 따라서 기분이 좋아졌다가 나빠졌다가 한다.

진정한 자존심은 자신이 자기를 받아들이고, 인정하고, 사랑하고, 존중하는 마음이다. 스스로를 존중하기 때문에 남이 나를 칭찬하거나 업신여기거나 멸시하거나 욕을 하거나 홀대(忽待)를 해도 동요를 느끼지 않는다. 정신 건강이란 바로 진정한 의미의 자존심이고, 석가모니 부처님이 외치신 천상천하유아독존(天上天下唯我獨尊)의 경지가 최고의 정신 건강이다. 이런 경지는 자기가 다른 사람보다 잘났다는 뜻이 아니라 나 자신에 있어서는 내가 가장 존귀하다는 자각이다.

반대로 자존심이 낮은, 열등감을 갖는 것이 정신이 건강하지 못한 것이고 노이로제 정신병이다. 이런 경우에 자기는 자신을 배척하고 멸시하고 미워하고 우습게 보고 있으면서 남은 자기를 사랑하고 존중해 달라는 모순을 깨닫지 못한다. 노이로제의 근본 치료는 이런 모순을 깨닫게 해서 스스로를 받아 주고 존중할 수 있게 도와주는 것이라고 말할 수 있다.

전에 어떤 이가 정신 치료 도중에 스스로 깨달은 바를 나에게 말한 적이 있다. "온 세상 사람들이 다 나를 최고라고 칭찬하고 존경하는데 나 자신만이 나를 우습게보고 있다."라고 그는 한탄했다.

최초로 『사이버네틱스(電子腦)』이라는 책을 쓴 미국의 유명한 교수가 『나는 수학자다』라는 자서전을 썼는데 이 책에서 그는 다음과 같이 술회하고 있다. 그는 서른두 살 때 MIT 교수로 있던 몇 해 동안 정신분석 치료를 받아서 열등감을 없앨 수 있었다고 한다.

사실 그는 남이 대학에 입학할 나이인 열여덟 살 때에 펜실베이니아 대학에서 박사 학위를 받아 남들은 천재라고 감탄을 했으나 본인은 전혀 그것을 믿을 수가 없었다. 늘 자기는 형편없고, 열등한 인간으로밖에 생각하지 않았던 것이다. 정신분석 치료를 통해서 깨달은 것은 아버지의 태도 때문에 그렇게 됐다는 것이었다.

그의 아버지는 하버드 대학의 비교언어학 교수로서 꼼꼼하고 별로 말이 없는 사람이었는데, 잘못된 것만 지적하고 잘한 것에 대해서는 말이 없었기 때문에 아버지로부터 듣는 소리는 항상 너는 잘 못했다는 말 뿐이어서 그는 항상 무엇을 잘못하는 인간이라는 자아상(自我像)이 형성되어 여기서 벗어날 수 없었던 것이 치료를 통해서 극복될 수 있었던 것이다.

아버지는 잘한 일은 마음속으로는 잘한다고 생각했지만 잘한다고 말할 필요를 느끼지 못했고, 아들의 입장에서는 아버지로부터 잘 못했다는 말밖에 듣는 것이 없으니 자신은 잘못만 하는 사람이라는 느낌을 벗어날 수가 없었던 것이었다.

노이로제에 걸리거나 정신병 환자를 치료해 보면 정신병이란 한마디로 열등감이고, 정신의 건강은 자존심이라는 것을 알 수 있다. 자존심은 어떻게 해서 길러지느냐 하면 부모나 부모를 대신하는 사람들로부터 인정과 사랑, 존중을 받았을 때 길러지고 그렇지 못할 때에는 부정적인 자아상, 열등감이 길러진다.

여러 해 전에 나에게 정신 치료를 받고 있던 사람이 자기의 처제가 문제가 있는 듯하여 데리고 올 테니 잘 봐 달라고 했다. 정신과 의사에게 오는 것을 아무렇지도 않게 생각하는 사람이 있는 반면 큰 수치로 생각하는 사람도 많기 때문에 이 환자의 처제도 몇 번을 설득한 후에 데리고 왔다. 살결도 희고 날씬하고 용모도 뛰어난 미인이었는데 두 번째 왔을 때 한쪽 눈에 안대를 하고 왔길래, 왜 안대를 하고 있느냐고 물으니 얼굴이 못나서 쌍꺼풀 수술을 했다는 것이다. 그래서 나는 아무리 봐도 뛰어난 미인인 것을 다시 확인하면서 이렇게 물었다.

"집에서나 주위 사람들이 당신보고 미인이라고 하지 않습니까?" 그랬더니 "모든 사람들이 나보고 미인이고 날씬하다고 하지만 나는 도저히 그것을 믿을 수가 없습니다."라고 답했다.

이 처녀의 경우에는 어머니가 공부를 잘해서 K 여고를 나왔지만 아버지는 무능한 편이어서 그랬는지 어머니가 집에 잘 붙어 있지 않고 이 처녀에게 아주 무관심했다.

어린 아이들이란 자기에게 관심을 가지고 주위에서 존중해 주면 자기를 잘난 사람으로 생각하지만, 주위에서 아는 척을 않거나 관심을 제대로 가져 주지 않으면 여러 가지로 자기 회의에 빠지게 된다. '우리 부모는 딴 곳에 있지 않나? 내게 관심과 사랑이 없으니 나라는 인간은 관심을 받을 만한 가치가 없는 존재이다' 등등 자기를 부정적으로만 보게 된다. 이런 느낌이 가슴속에 자리를 잡게 되면 아무리 주위에서 잘났다고 해도 열등감이 해소되지 않는다. 정신분석 같은 심부 정신 치료 아니고서는 처리가 어렵게 되어 버린다. 만약에 이런 느낌의 뿌리가 깊지 아니하면 몸에 병이 났거나 학교 입학 시험 준비 때문에 어머니의 관심이 많아질 때 기가 살아나고 공부도 잘한다. 병이 나았을 때나 학교에 입학한 후에도 계속 관심이 가지 않으면 도로 아미타불이 된다.

앞서 말한 그 처녀의 아버지는 돌아가시고, 어머니의 성격이나 태도도 여전하고, 치료비 충당도 여의치 않고, 겉으로 봐서 당장 급한 것같이 보이지 않으니 서너 번 면담을 하고 그만두었다. 그 후 어떤 정보기관에서 근무하는 장교와 결혼 생활을 하다가 이혼을 하고 결국은 정신병으로 병원에 입원했지만 주위에 치료를 받을 만한 뒷받침이 안 돼 지금은 폐인이 되었다는 소식을 들었다.

이 두 가지 경우를 보더라도 어려서 부모의 역할이 아이의 일생을 좌우한다는 것을 역력히 볼 수 있다. 특히 자녀의 장래 운명을 손

아귀에 쥐고 있는 좋은 어머니는 하느님이나 천사 같은 존재이고, 어린이의 눈으로 봐서 나쁜 어머니는 자기를 잡아먹으려는 악마이고 자기를 파괴하는 무서운 존재라는 것을 알 수 있을 것이다. 그러기 때문에 인류의 장래를 위해서는 부모되는 교육, 특히 어머니되는 교육이 절실한 데도 불구하고 지금 그렇지 못하니 무엇을 위해서 사는 인생인지 모를 일이다.

정신과 환자의 부모

정신이 건강하지 못하다는 것은 대인 관계에 걸리는 장애요, 대화와 의사소통의 장애라고 이미 밝힌 바 있지만 정신과 환자를 치료하다 보면 특히 가벼운 노이로제보다는 무거운 정신병 환자의 경우, 부모의 협력 없이는 도저히 의사의 힘만으로는 고칠 수 없는 경우가 있다. 정신병 환자의 진단이나 치료는 주로 부모나 배우자와의 관계를 다루게 된다. 물론 더 깊은 관계에 있는 다른 사람이 있으면 그런 사람과의 관계를 다루는 것은 말할 나위도 없다.

흔히 낫기 어려운 환자의 부모, 특히 어머니를 대하면 내가 미칠 것 같은 느낌을 받는 경우도 가끔 있다. 여러 해 전에 모 일류 대학 1학년에 재학 중인 여학생이 입원했었다. 딸의 치료에 대한 그 어머니의 열성은 누구에게도 지지 않을 정도였다. 물론 그 이전에 다른 정신과 의원에 입원도 했었는데 낫지 않아서 치료하던 의사가 내게 보낸 환자다. 얼마간 치료를 해서 표면상 깨끗하게 정신이상의 증세가 없어지자 환자의 어머니는 학교를 보내야 한다고 나의 반대를 무릅쓰고 퇴원을 시켰다. 그러나 환자는 다시 정신이상의 증세가 심해져서 결국은 치료받으러 오지도 않게 된 일이 있다. 이 어머니가 말없이 나를 쳐다보는 시선을 받았을 때에 나는 섬뜩하고 어떤 독한 가스 내지 비수가 들어오는 느낌이었다. 이런 어머니와 20년을 지내면 누군들 미치지 않을 수 있을까 하는 것을 실감할 수 있었다.

대개는 서양에서나 우리나라에서나 정신병의 원인이 어머니때문인 경우가 대부분이다. 남편에 대한 불만을 해소하지 못해서 어머니가 아이들에게 나쁜 영향을 주는 경우도 많다. 이것은 자녀들에 대한 아버지와는 다른, 어머니라는 밀접한 관계 때문이라고 볼 수 있다.

나는 언제나 무시당했다고 흥분하는 사람은 정신 건강이 좋지 않다고 본다. 자존심이 타인에 의해서 좌우될 만큼 약하기 때문이다. 여기에 둘 사이의 의사소통을 해 주는 존재가 필요한 것이다.

흔히 가정주부가 겉으로는 남편이나 자녀에게 무척 잘하는 것 같지만 실은 온 식구를 차례로 병자로 만드는 경우를 본다. 이런 주부는 남편이나 자녀가 진실로 원하는 것보다 자기가 원하는 것, 자기의 기분에 따라 상대방에게 잘해 주려고 한다. 이것은 가족 치료의 경험으로 잘 알려졌지만 소위 가족들을 휘두르는 아내, 어머니는 자존심이 약하기 때문에 남편이나 자녀, 타인을 자기의 연장으로 보는 현상이다. 자기의 자존심이 희박하니 자기의 존재를 뚜렷하게 느끼지 못하기 때문에 타인의 존재를 명확하게 인정을 못 한다. 자기가 맛있다고 만든 음식을 맛이 없다고 하면 자기를 사랑하지 않는다고 느낀다. 심하면 남편이 출장가는 데도 따라다녀야 하고 남편이 자신의 세계를 가진다는 것은 자기를 버린 것이 되고 남편이 자기 일을 열심히 하고 있어도 버림받은 느낌을 가진다. 말하자면 남편이나 자녀 누구에게나 붙어서 매달려 있지 않으면 버림받은 느낌에 빠진다. 자기 자신의 세계가 없기 때문에 남이 자기 세계를 가지는 것을 허용하지 않는다. 본인으로서는 종노릇이고 지극히 위하고 사랑하는 것이지만 상대편으로 봐서는 남의 일에 간섭하는 것이고 길을 막는 것으로밖에 느껴지지 않는다. 남편이나 자녀들이 스스로 계획해서 실천해야 할 것을 본인이 생각도 하기 전에 계획해서 해 준다. 말하자면 상대방의 의사를 무시한다. 이렇게 되면 상대방은 완전히 허수아비가 되고 병신이 된다. 음식이 짜다 하면 그것이 왜 짜냐, 싱겁다 하면 왜 싱거우냐, 맛이 없다 하면 왜 그것이 맛이 없느냐 식으로 타인의 주관적이고도 사적인 세계를 인정하지 않고 오로지 자기 자신의 주관적이고 사적인 세계만이 존재한다. 그러면서도 자기의 세계가 있다는 것을 깨닫지 못한다. 이런 어머니는 무한한 파괴력을 지니고 있는, 식구로 봐서는 일종의 마귀라고도 할 수 있다. 이런 어머니를 가진 환자의 치료는 어머니도 같이 치료를 하든지 아니면 어머니로부터의 격리를 시켜서 어머니로부터 독립·해방을 도와주는 작업이 우선되어야 한다.

드문 경우에 아버지가 앞서 말한 어머니처럼 행동한다. 아버지가 자녀와 너무나 밀착되어 자녀들이 자기의 세계를 가질 수 없는 로봇이 되는 경우다. 환자를 여러 사람에게 소개받아서 제일 좋은 병원이라고 찾아와서 입원을 시켜 놓고 이튿날 와서 밤에 한잠도 못 자고 골치가 아프고 불안해서 못 견디겠다고 퇴원을 시키는 아버지도 있다. 아버지와 아들이 너무나 밀착이 되어 어머니의 존재는 없고 일류 대학을 나와 외국 유학을 가서 입원 치료를 하고 돌아와도 도저히 치료가 되지 않아 자살한 경우도 있다.

동물은 새끼가 어려서는 정성껏 양육하지만 새끼가 자란 뒤에는 새끼를 내쫓고, 나가지 않으면 물어 죽이는 경우도 있는데 사람의 경우에는 자녀들을 항상 품속에 끼고 성장을 방해하고 부모 없이는 못 살겠고 부모의 구속 때문에 못 살겠다는 이중의 고통을 안고 있는 사람들이 늘어만 가고 있다. 자녀를 입원시키고 나서는 이제는 선생님에게 맡겼으니 잠을 푹 잘 수 있겠다면서 의사의 지시를 잘 따르는 비교적 건강한 부모도 있다. 치료에 대해서 일일이 지시, 간섭하는 부모가 있는가 하면 환자인 아들이 의사이고 아버지도 의사인 경우 아무렇지도 않다가 돈이 들어 가는 치료를 하려고 하면 방해하는 아버지도 적지 않다. 이외에도 여러 가지 형태로 나타나는 치료에 대한 부모의 병리는 다 열거할 수가 없다.

어머니의 두 얼굴

우리들은 어머니의 뱃속에서 열 달 동안 지내다가 세상에 나와서는 다시 어머니의 품 안에서 젖을 먹고 오랜 세월 보살핌을 받고서야 어른이 된다. 서양 사람들이 급할 때 하느님을 찾는데 비해서 우리는 어머니를 찾는다. 그만큼 우리는 전통적으로 다른 나라 사람들보다 어머니의 보살핌을 극진히 받으면서 살아왔다.

전에 어떤 젊은 스님으로부터 들은 이야기가 있다. 그분은 어머님이 돌아가시고 계모 밑에서 살다가 고등학교 때 출가하여 스님이 되었는데 밤 깊어 잠자리에 누우면 관세음보살님의 모습을 떠올려야 비로소 잠이 온다고 한다. 천주교에서 성모마리아를 찾는 것도 위와 같은 심리로 생각된다.

요사이 서양에서도 태교에 대한 과학적인 연구가 활발하게 진행되고 있는데 이는 태교의 중요성을 깊이 인식했기 때문이다. 태교에 의하면 사람은 출생 이후 어머니의 보살핌이 절대 필요한 만 여섯 살, 특히 만 세 살까지의 상태가 어떠했는가에 따라서 운명이 좌우된다고 한다.

정신분석의 창시자 프로이트는 만 두 살까지 어머니의 건전한 사랑을 받은 사람은 아무리 어려운 일이 있어도 인생을 잘 살아갈 수 있다고 말한다.

어머니 뱃속에서 태어난 어린이에게 처음에는 어머니의 젖꼭지가, 나중에는 어머니가 전 우주이며 세상이다. 만 한 살까지 어머니의 따뜻한 보살핌으로 세상에 대한 기본적인 신뢰가 생긴다.

젖을 적절하게 주는가, 잠을 깊이 자는가, 위장의 이완이 잘 되는가, 속이 편한가 등에 따라서 신뢰감이 생기기도 하고 불신감이 생기기도 한다. 다시 말하자면 어머니는 좋으면 하느님이고 천사고 성모마리아고 관세음보살님이지만 그의 보살핌이 좋지 못하면 아기를 잡아먹으려는 악마적 존재가 된다. 아기에게 있어선 어머니의 보살핌에 따라 느낌은 그토록 상반된다.

큰 아이들도 어머니를 찾는 것은 마찬가지다. 밖에서 잘 놀다가도 가끔 어머니가 있나 하고 확인해 보고 다시 나가 논다. 해가 서산에 기울기 시작하면 갑자기 어머니 생각이 나서 집에 돌아와 찾아본다. 대학생도 학교에서 돌아오면 우선 어머니를 찾으며 만일 어머니가 없다면 아버지를 찾는다. 그리고 두 분이 다 없어 쓸쓸하면 밖으로 나가기도 한다. 특히 정신과 환자들을 치료하다 보면 인간에게 어머니란 존재가 얼마나 중요한가 더욱 절실히 깨닫게 된다.

몇 해 전에 미국에서 국제적인 모임이 있었는데, 영국의 정신과 의사인 랭(그는 인도에서 2년간 도를 닦았다고 한다)이란 사람은 잡담식으로 강연을 하던 중 어머니는 영원히 저주받을 존재라는 말을 했다.

그는 주로 정신분열증 환자를 치료하기 위해서 모금 운동도 하는 사람이었는데, 정신병은 선량한 사람이 병든 사회 속에서 적응하지 못하고 희생되는 것이라는 견해를 가지고 있었다. 같은 부모 밑에서 성장한다 해도 제일 착한 아이가 정신병을 앓는 경우가 많음을 뜻하는 것이라 생각이 된다.

30년 전 세계 평화를 위해서 마련된 파리의 유네스코 회의에 참석 중 급사한 미국의 유명한 정신과 의사 설리번은 그의 저서에서 다음과 같은 기록을 남기고 있다.

정신과 의사인 그는 정신 분열병을 연구하고 있는데 하루는 꿈에 커다란 암거미가 그의 몸을 거미줄로 감고 그를 잡아먹으려고 하기에 깜짝 놀라서 깨어났다. 그런데 전등을 환히 켰는데도 하얀 시트 위에 여전히 거미가 기어다니는 게 보였던 것이다. 그는 안 되겠다고 생각하고 곧 정신 분석의를 찾아가서 몇 해 동안 치료를 받았다.

그가 급사한 지 몇 해 안 되어 정신분석 연구소에서 정신분석의 역사에 관한 세미나가 있었다. 거기에 참가한 학생들이 설리번을 분석한 클라라 톰슨에게 그에 관한 질문을 했었다. 그녀는 눈물을 글썽이면서 설리번은 자기의 친구이자 스승이었다고 회고하면서 그가 청년기에는 정신병적 상태였다고 말했다.

설리번은 뉴욕 주 북부의 가난한 아일랜드계 농부의 아들로 태어났다. 그의 아버지는 말이 거의 없었고 어머니는 만성병으로 누워 있었기 때문에 그에게는 대화의 상대가 없었다. 농장의 동물들이 유일한 대화의 상대였다.

그는 어머니의 사랑을 느낄 수 없었기에 모성적 감정이 풍부한 정신 분석의가 되기 위해 자기 자신을 분석자로 하여 치료를 받았다. 그러나 정신분석 치료를 받아도 여성에 대한 긍정적 감정이 일어나질 않았다. 그래서 여자 환자에게는 진찰만 했지 치료를 하진 못했다. 나중에 그는 결혼까지 포기하고 말았다. 그가 한참 어머니의 따뜻한 보살핌과 사랑과 관심을 받고 싶어서 응석을 부리려고 할 때, 그에게는 그의 어머니가 어떤 악마적인 존재로 보였던 것을 생각한다면 충분히 이해되는 일이다.

의사로서 분열병 환자를 치료하다가 그 환자의 어머니를 보면 간혹 악마 같다는 느낌이 들 때가 종종 있다. 그럴 때마다 그런 어머니에게서 태어나고 자라서 미치지 않을 사람이 없다는 것을 실감할 수 있다. 그런 어머니 밑에서 자랄 때 생기는 증오심이 항상 마음을 괴롭히기 때문이다.

6·25전쟁 때 지방으로 피난 가서의 일이다. 해방 전부터 잘 아는 부인이 정신분열 환자가 된 여대생 딸을 데리고 왔다. 그 딸의 말이 자기는 아픈 사람만 보면 뱀 같이 여겨진다고 했다. 얘기를 들어보니까 그녀는 네 살 때부터 아파서 누워 있는 어머니의 약을 달이거나 어머니 대신 밥을 하곤 했던 것이다.

나는 그녀의 말을 듣는 순간 그녀의 심정을 잘 알 수 있었다. 그녀가 한창 재롱과 응석을 부리고 싶을 때, 친구들이 어머니로부터 따뜻한 보살핌을 받고 있을 때, 남들은 즐겁게 놀고 있을 때, 그녀는 누워 있는 어머니를 쳐다보며 돌봐 드리면서 느낀 감정이 바로 뱀 같았던 것이다.

그 환자의 어머니는 말과 얼굴에서 풍기는 인상이 정반대의 느낌을 주는 사람이었는데 그때 이미 착하고 공부 잘하던 아들이 정신분열병에 걸려 있었고, 또 큰아들은 밤낮 아버지에게 상욕을 하면서 대든다는 소문이 있었다. 결국 십여 년 후에 큰아들도 피해망상증을 일으켜 정신병원에 입원하게 되었다. 이렇듯 어머니가 아이의 마음을 잘 이해하지 못하고 어머니 자신의 병이나 다른 사정으로 제대로 어머니 노릇을 하지 못하면 어린이의 마음에는 자기를 해치거나 잡아먹으려는 악마로 느껴진다.

어떤 집 형제들에게 사람과 집을 그려 보라고 했더니 큰아들만 빼놓고 다들 이상하게 그렸다. 큰아들은 뜰에 풀과 나무와 길이 있고 초가집에 알맞은 문에다 굴뚝에서는 연기가 모락모락 나고 마당 한가운데는 제대로 옷을 입은 사나이가 서 있는 그림을 그렸다. 이 아이는 누가 길렀느냐고 물어봤더니 그 어머니 말이 집에 있던 성격이 좋은 할머니가 길렀다고 한다. 그 어머니가 기른 다른 아이들은 모두 조금씩 어딘가 이상했다. 결국 남이라 할지라도 건강한 사람이 기른 아이가 그중에서 제일 건강하게 된 것이다.

옛날 서양에서는 18세기에 이르기까지 정신이 안 좋은 사람들을 마귀라고 불에 태워 죽이는 일이 있었는데, 이런 의미에서 정신이 불건강한 것을 마귀라고 느끼는 심리를 이해할 수가 있을 것이다. 그러므로 어머니의 해소되지 않는 적개심이 어린이에게는 마귀 같이 보일 수 있는 것이다. 즉 아이들을 잘 보살피지 않는 어머니들은 마귀 같은 존재가 되기 쉽다. 그 실례로 최근 어느 초등학교 5학년 어린이가 그의 어머니에게 자기 친구인 아무개 엄마는 마귀라고 했던 사실을 들 수 있다.

이렇듯 어머니는 천사와 마귀의 두 가지 얼굴을 갖고 있음을 요새 어머니들은 얼마나 알고 있는가, 어린이는 잠자기 전에 어머니를 찾는다는 것을 모르는 어머니는 분명히 마귀의 일종일 수 있다.

궤양성대장염

내가 붓을 제대로 잡을 줄을 몰라서 2~3년 동안 붓글씨를 배우러 다닐 때 일이다. 하루는 붓글씨를 쓰고 있는데, 어떤 50대 초의 부인이 위장병을 잘 보는 의사를 소개해 줄 수 없느냐고 내게 말을 건넸다. 위장병을 잘 고치는 의사가 과연 있는가 하고 생각해 보니 생각나지 않았다. 그래서 나는 위장병 전문 의사는 많은데 왜 그러느냐고 물어보았다.

그 부인은 자기 조카가 모 대학의 강사로 있는데 현재 모 의과대학 부속병원에 입원 중이라고 하였다. 치료를 해도 병이 낫지 않는다고 한다. 그래서 병명이 뭐냐고 물으니 궤양성대장염이라고 한다. 그래서 나는 그 병은 약으로는 낫지 않고 정신 치료를 해야 하는데 그 원인은 어머니 또는 어머니와 같은 정서적인 의미를 가지는 존재로부터 갑자기 떨어졌을 때 일어나는 병이라고 했더니 그 환자는 외아들인데 장가를 가고서 병이 났다고 한다. 그래서 나는 내가 외국 유학에서 돌아와서 처음 취직하여 의과대학 교수로 있을 때 경험한 환자의 이야기를 들려주었다.

그 환자는 일류 대학의 1학년에 재학 중인 잘생긴 남학생이었는데 누이가 되는 인턴의 말이 내과 교수에게 치료를 받고 항생제를 복용해도 낫지 않아 내과 교수가 정신과로 가 보라고 해서 데리고 왔었다. 아직 어린애 같은 냄새가 풍기는 그 남학생은 6·25전쟁에는 서울 큰집에서 아버지, 어머니, 형들과 누이들의 사랑과 관심을 한 몸에 받고 있다가 6·25전쟁이 일어나서 부산으로 피난을 가고부터는 큰누이의 남편이 이북으로 납치되어 아버지와 어머니는 큰누이의 아들, 딸들을 애비가 없어 불쌍하다고 같이 데리고 자게 되었다.

전쟁 전만 해도 환자는 막내였기 때문에 늘 아버지, 어머니와 한 방에서 같이 자다가 부산으로 피난 온 뒤로는 갑자기 형의 방으로 쫓겨나게 되었다. 그때부터 변비와 설사가 이질로 번져 피똥을 누고 변소에 자주 가고 싶은 증세가 초등학교 6학년부터 당시 대학 1학년까지 계속되고 있었다. 서울에서는 부모와 형, 누나들의 사랑과 관심의 대상이었고 부모와 같이 자다가 갑자기 이런 관심이 자기로부터 조카에게로 옮겨 가 버리자 생긴 병이었다. 이 환자는 진찰만 하고 치료를 받지 않았기 때문에 그 후에 어떻게 되었는지 모르겠다.

40대 초 회사원이 우울하면 대변을 보고 싶은데 막상 화장실에 가면 변이 나오지 않는다고 호소를 해왔다. 이 환자는 나에게 오기 전에 모 대학 정신과에서 약물 치료를 1년 동안 받았으나 완치되지 않아서 당시 내가 모 월간지에 연재하고 있던 글을 읽고 정신 치료를 받으러 온 것이었다. 그는 네 살 때 어머니가 돌아가시기 전에는 부모의 사랑을 독차지하고 자랐으나 어머니가 사망한 뒤에는 해가 저물면 어머니의 상여가 간 길을 따라갔었다고 한다. 그 후 1년 후 인가 계모가 들어와서 배다른 동생들이 생기고 살림이 넉넉하지 못 해서 계모가 자기에게는 밥이 없다고 주지 않으면서 배다른 동생에 게는 숨겼다가 주는 학대를 받고 학교도 초등학교밖에 못 다녔다.

이 환자는 스물 한두 살 경에 길을 가다가 어떤 여교사의 얼굴을 보고 반해서 알아보니 자기 친구의 부인과 동창이었다. 가정이나 여러 가지 상황으로 봐서 도저히 맺어질 수 없다는 것을 깨닫고는 친구 부인의 앨범에서 자기가 연모하는 여교사의 사진을 얻어 가지고 가서 그 여인의 초상화를 그려서 항상 가까이서 바라볼 수 있게 걸어 두었다. 초상화를 걸고 나서부터는 변비가 계속 되더니 설사가 나고 피똥이 나오고 고름 같은 대변이 나오더니 자꾸만 변이 보고 싶어도 막상 변을 보러 가면 변이 안 나오는 이질의 증세가 20년 이상 계속되었다. 물론 처음에는 궤양성대장염인지 모르고 이질 치료를 했지만 낫지 않았고 내게 찾아오기 얼마 전에 궤양성대장염이라는 것을 알게 된 것이었다. 이 환자는 1년 이상 치료를 해서 병세가 많이 좋아지고 결국은 그리던 그 여인과도 만났지만 별 감동이 없더라고 했다.

왜 그 여인에게 매료가 되었는가 물어보니 죽은 어머니의 모습을 닮았다는 것을 깨달았다는 것이다. 그 여인을 보고 늘 그리던 죽은 어머니를 찾은 듯하였는데 서로의 형편에 차이가 심해서 마음속에서 그 여자를 단념하고 그 대신 초상화를 보고 지내자고 결심하자 병이 발생한 것이었다. 말하자면 어머니를 단념한 것이고 어머니로부터 갑자기 떨어진 셈이다. 그 여자를 보는 순간 무의식 속에 숨어 있던 어머니에 대한 그리움이 솟아올라 왔는데 그것을 갑자기

다시 없애려고 했기 때문에 생긴 병이다. 이렇듯 마음에서 생기는 병들이 많으나 의사들이나 환자들이 병의 원인을 모르고 쓸데없는 치료만 하는 경우도 많다.

어머니의 푸념

정신병의 원인이란 특별한 것이 없다. 누구나 다 한 번씩 경험하는 일들이다. 단지 병이 일어나는 사람은 그러한 마음의 상처가 잘 다스려지지 못하기 때문이다. 즉 그 상처를 핵(核)으로 해서 병이 될 수 있는 성격이 형성된다. 그러한 성격으로 그럭저럭 적응이 되는 동안은 발병이 되지 않지만 적응하지 못하고 그러한 성격으로는 더 이상 살아갈 수 없게 될 때에 마침내 발병한다. 병이 안 되는 사람은 같은 경험을 해도 저절로 그 상처가 치유가 되거나 아니면 주위에서 그것을 알고 도와주어서 상처가 치료되는 경우의 사람이다.

동생이 태어나서 아우 타는 것을 적절하게 처리하지 못해서 정신병이 되는 사람, 부모의 부부 싸움, 친척들이 와서 돈을 내놓으라고 하여 늘 소란스런 가정 분위기, 누가 중병에 들어 갑자기 자기로부터 관심이 떠나는 경우, 어머니와는 대화가 안 되어서 아버지 외에는 대화 상대가 없는데 아버지가 외국 유학을 가거나 함께 있지 못하게 되는 경우 등등 사랑과 관심을 받아야 건강하게 자랄 수 있는 시기에 사랑과 관심이 지나치거나 갑자기 박탈당해서 대화가 끊어지고 고립되는 경우 등이 정신병의 원인이 된다.

많은 환자들을 정신 치료 하다 보면 어머니의 푸념에서 오는 부담 때문에 노이로제나 정신병에 걸리는 사람이 의외로 많은 것을 볼 수 있다.

어떤 처녀는 머리도 좋고 똑똑하였는데 아버지가 일찍 소실을 얻어 집에 잘 붙어 있지 않아서 어머니를 동정해 늘 어머니의 푸념을 들어주었다. 오빠가 둘이 있고 여동생이 하나 있는데 오빠들도 정신 건강이 썩 좋지 않지만 정신병까지는 가지 않았다. 다른 형제들은 어머니의 푸념을 들어주지 않았고 푸념을 하면 자리를 뜨거나 상대를 하지 않았다고 한다.

어떤 젊은 부인은 어렸을 때 아버지가 고시 공부를 한다고 가정을 돌보지 않아 어머니가 장사를 하느라 늘 일하는 아이와 같이 있는데 어머니에게 가려고 하면 못 가게 하고 아버지는 고등고시에 여러 번 낙방을 하니 내 인생은 끝났다고 하면서 돈을 벌지 않고 술만 마시고 다니며 지탱해 나가고 있었다. 이 젊은 부인은 어머니의 사정을 이해하고 어머니를 동정하고 어머니의 푸념만을 듣고 자라 정신병이 되었던 예이다.

다른 경우에는 아버지가 가정에 충실해도 어머니의 노이로제적인 욕구가 충족되지 않으면 갖가지 왜곡된 얘기를 해서 아버지에 대한 부정적인 인상을 심어 주어 아버지와 자녀 사이를 이간질하기도 한다.

어떤 이는 일찍이 아버지를 여의고 편모슬하에 4남매가 자랐는데 위로 형과 누이가 있고 아래로 남동생이 하나 있었다. 어머니가 때때로 신경질을 부리고 히스테리 발작을 일으키면 다른 형제들은 상대를 안 하거나 아니면 어머니와 싸웠는데, 이 사람은 어머니를 이해하려고 노력하고 어머니의 히스테리에 대해서 반항하거나 싸우질 않고 어머니의 신경질을 받아 주었다. 그렇게 하면 형이나 막내가 받는 사랑을 자기도 받을 수 있으리라 기대했던 것이다.

앞서 말한 젊은 부인은 어려서는 어머니 말을 잘 듣고 공부도 잘하다가 고등학교 때부터 어머니에게 반항을 하고 공부를 잘 안 하게 되어 일류 대학은 못 갔다. 치료를 받기 전에는 자기주장도 못 하고 남의 요구도 거절 못 하고 화를 내는 일이 없어 돌부처라는 별명까지 붙었다. 정신 치료를 받아서 깨닫게 된 것은 아버지는 무능하여 어머니가 없으면 밥도 먹을 수 없고 굶어 죽게 된다고 생각하였다. 때문에 어머니가 우리를 버리고 가면 어떡하나 하여, 어머니에게 매달리게 되고 어머니의 눈치를 살피게 되고 어머니의 푸념을 듣기만 하고 화를 못 내고 남에게 거절이나 싫은 소리를 못 한 것이다. 겉으로는 아주 착하고 양심적인 사람처럼 보였지만 마음속으로 화나고 괴로웠다는 것이다. 단지 고등학교 때 좀 반항심이 생겨서 공부를 잘 안 한 것 외에는 항상 순종적이었다.

이것을 깨닫고 나서는 자기주장을 하게 되고 때로는 친구가 오해할 정도로 매정하게 요구를 거절하게 되었고, 가정에서도 시부모나 남편에게 싫은 소리를 못 하고 참기만 하다가 자기주장을 하고, 남편도 남편 구실을 하도록 자기가 책임지고 있던 것들을 남편에게 넘겨주게 되었다. 말하자면 제자리로 돌아간 셈이다.

두 번째의 경우는 의사로서 감수성이 높고 직감적인 파악은 잘

하나 지속력이 부족하고, 동료들이나 선후배가 환자를 소개해도 오래 붙들고 있지를 못하고 도리어 다른 의사에게 보낸다. 물론 자기의 문제가 어머니에 대한 의존 때문에 화를 참고 기가 죽고 투쟁력이 부족하고 공격에 대해서 반격을 잘 못 한다는 것을 알고 있지만, 대우를 받으려고만 했지 자신의 구실을 하지 못하고 항상 마음속에는 받지 못한다는 불만이 있었다. 남이 화를 내면 왜 화를 내는가 밝혀서 해결하려하지 않고 무조건 무마시키려고만 한다.

여러 해 전에 그가 이질기가 있어 피똥을 눈다고 해서 나는 이런 처방을 내린 적이 있다. '그러한 이질 증세는 아메바성이나 세균성이 아니면 정신적 원인으로 오는 궤양성대장염이다. 그러니 우선 아메바나 세균 검사를 해서 이상이 없으면 궤양성대장염이 틀림없다. 이 병은 어머니에게 지나치게 의존적인 사람이 갑자기 어머니로부터 분리가 되면 변비와 설사를 하다가 피똥을 누게 되고 자주 변소를 가야 되고 변이 안 나와도 자꾸만 변을 보고 싶어진다. 어머니가 아니더라도 어머니와 같은 정서적 의미를 지닌 다른 대상일 경우에도 그렇다'고 얘기해 준 일이 있다.

그때는 안색이 안 좋고 마르고 초췌한 모습이었는데, 얼마 후 나타났을 때는 과거 어느 때보다도 혈색이 좋고 살도 찌고 생기가 넘쳐흐르고 있었다. 그러면서 다음과 같은 얘기를 들려주었다.

예전에 대학병원에서 검사를 해도 이상이 없어 생각을 해 보니 병이 나기 전에 갑자기 어머니에 대한 의존심을 억지로 끊었다는 것을 깨닫고부터 건강이 좋아지고 매일 아침에 축구를 한다고 했다. 나는 의존심을 끊는 것도 자기 힘에 맞게 서서히 끊어야지 무리하게 끊으면 병이 된다는 것과 자기가 어머니에게 아직도 매달려 있다는 것을 깨달으며 그것을 잊지 않고 있는 것이 가장 중요하다고 일러 주었다. 물론 그 후에 부동산 관계로 마음에 부담이 생기고 어머님이 돌아가시고 하여 양호한 상태를 유지하지 못하고 지금도 혈색이 좋고 활발한 상태는 아니다. 이 경우는 깨달음을 잊지 않고 유지하는 보림(保任)이 잘 되어 있지 못하기 때문이라고 볼 수 있을 것이다.

나는 수십 년을 매일같이 온종일 남의 푸념을 듣고 있는데, 이것으로 인해서 병이 되지 않는 이유는 푸념을 하는 사람에게 내가 매달려 있지 않기 때문이다. 만약에 매달려 있다면 금방 병이 날 것이 분명하다.

남에게 의존한다는 것이 이렇게 무서운 것이다. 매달리는 데에서 벗어나는 것이 도 닦는 목표이기도 하다.

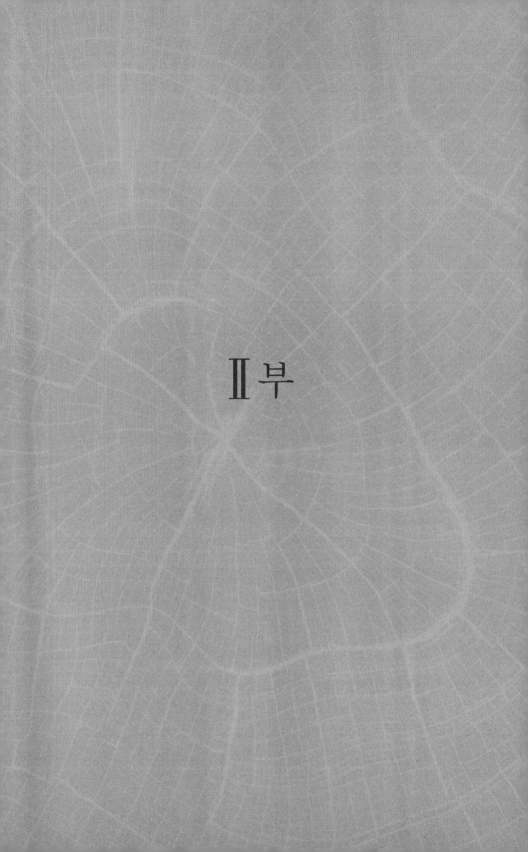

Ⅱ부

가정이
사람을 낳고
세계를 만든다

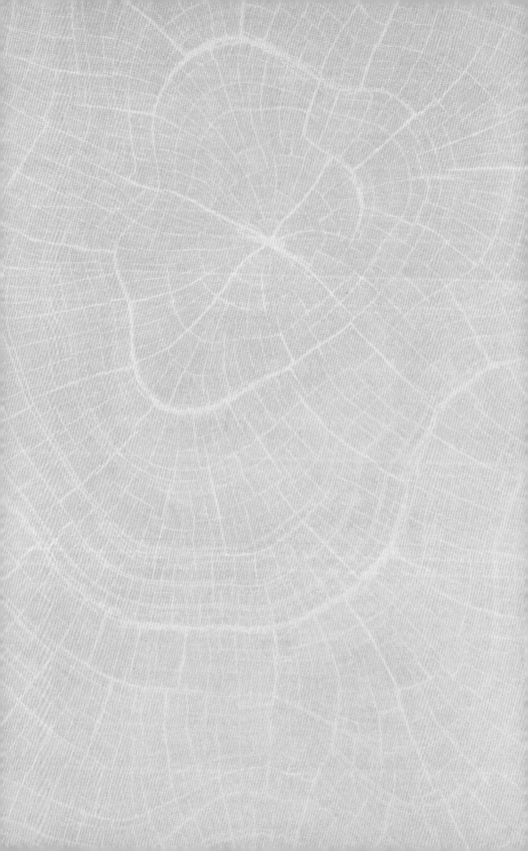

간섭과 관심

나는 환자를 치료할 때나 일상생활에 있어서나 관심이라는 것이 얼마나 중요한가를 늘 통절하게 느낀다. 또한 관심은 인간뿐만 아니라 모든 생물의 성장이나 건강, 무생물의 보존에 절대 불가결의 조건이 된다. 인간의 고뇌를 덜어 주는 모든 종교의 외침도 결국은 관심으로 귀착되는 셈이다.

이렇게 우리 인생에서 가장 중요한 관심이 몸에 배기 매우 어렵다는 것을 해가 거듭될수록 더욱 깊이 느낀다. 더욱이 간섭과 관심의 구별을 환자들의 부모에게 가르쳐 주기란 여간 어려운 일이 아니다.

얼마 전에 한 고등학교 2학년 남학생이 입원을 했다. 위로 누이가 대학원에 다니고, 아버지는 장사를 하고 있는데 50대 후반의 경제적으로 유복한 사람이었다. 외아들이라 부모의 정성이 대단하였다. 특히 아버지는 환자를 입원시켜 놓고 매일같이 병원에 와서 아들이 좀 좋아졌느냐, 면회를 하면 안 되느냐, 언제쯤 나을 수 있느냐는 등 걱정을 많이 했고, 불필요하게 의사를 귀찮게 했다. 결국 아버지도 정신 치료가 필요하다고 해서 두 번 면담을 하고, 환자의 어머니도 면담을 하고 일주일에 한 번씩 전 가족을 합석시켜 가족 치료를 하도록 했다.

이 학생은 입원하기 직전에 파출소에 가서 제발 우리 부모가 내게 간섭을 하지 말게 해달라고 호소를 했다고 한다. 그래도 소용이 없으니, 대한민국에서는 자유가 없어 미국으로 유학이나 이민을 가겠다는 생각으로 가득 차 있고, 이 학생이 하는 말도 힘들다는 말과 미국에 보내 달라는 말뿐이었다. 병의 정도가 노이로제 상태가 아니고 정신병적인 상태였다.

본인은 매일 미국으로 가겠다, 집으로 가겠다고 조르고 부모 특히 아버지는 아들을 만나고 싶다고 조르고 해서 편지를 쓰게 했다. 아버지는 선생님 지시를 잘 받아서 치료를 잘 받으라고 쓰고, 아들은 처음에는 집에 가고 싶다고 쓰더니 나중에는 선생님의 치료 방침을 알겠다며 의사의 지시를 잘 따르기 시작하였다. 그 후 아버지에게 용기를 내야 자기병이 낫겠다는 편지를 썼다.

아버지는 용기를 내라는 말의 뜻을 잘 이해하지 못했는데, 환자에게 그 뜻을 물어 보니 어머니가 고함을 지르면 아버지가 아무 소리도 못 하고 지는 것이 불만이라는 것이었다.

그래서 아버지, 어머니를 따로 만나서 각자의 성격이나 일생을 돌아다보게 하고 부부를 합석시켜서 대화를 시켜 보니, 부인은 남편이 여자를 좋아해서 늘 속이 상한다는 불평이고, 남편은 나이가 곧 늙어서 죽을 텐데 좀 봐주면 어떠냐고 한다.

이 경우에는 간섭이 어떤 것인지 어머니가 먼저 알게 되고, 아버지도 좀 알게 되어 근래에는 부모가 통 말이 없어졌다. 누이와 역시 외아들인 이종 사촌형이 말을 같이 나누게 되고, 이종 사촌형도 외아들이라 환자와 비슷한 환경에 있기 때문에 가족 치료에 열심히 나오고 환자가 외박을 할 때에는 같이 구경도 가며 돕고 있다. 환자보다 누이나 이종 사촌형이 오히려 더 큰 도움을 받은 셈이고 사촌형은 처음 올 때보다 표정이 밝고 부드러워졌다.

대개 가족 치료를 하면 이렇게 문제가 가벼운 사람이 큰 도움을 받고 예방과 치료의 두 가지 효과를 얻는다.

이 부모에게 간섭이 어떤 것이고 부모로서 자녀에 대한 사랑이나 관심이 어떤 것인가를 알려 주는데 무척 어려웠지만 부모가 그것을 이해해 줄 때는 고생한 느낌이 금방 사라진다.

어떤 부모는 내가 아무리 설명을 해 주어도 도리어 의사에게 적대감을 품고 치료를 못 받게 하는 경우도 있다. 이런 부모는 자기로서는 자녀를 위해서 무슨 희생이라도 하겠다고 말을 하고 또 그것을 굳게 믿고 있다. 그러나 자신이 의식하지 못하는 미운 감정을 품고 있기 때문에 남의 말을 이해하려고 들지 않는다.

이 고등학생은 처음 한 달 이상을 종일 미국으로 보내 달라, 집으로 보내 달라고 조르다가 뒤에는 치료 방침을 알겠다고 해서 가족 치료를 시작했던 것이다. 입원하기 전에는 파출소에 가서 호소해도 해결이 되지 않자 미팔군에 가서 살려 달라고 영어로 "헬프 미."를 외쳤다고 한다.

"미국행 비행기 표. 빨리 미국에 가서 살게 해 주세요. 이 상태에선 견딜 수 없어요. 저를 위하신다면 미국가서 살게 해 주세요. 또 진정으로 저를 사랑하신다면 여기서 나가게 해 주세요. 자유가 얼마나 중요한지 아시잖아요."

이것은 가족 치료를 시작하기 전의 편지다.

처음에 환자는 병실에서 종일 미국으로 보내 달라, 여기서 내보내 달라 하고, 부모는 매일같이 와서 자녀의 상태가 좀 좋아졌나 면회를 시켜 달라고 졸랐다. 이런 경우에 환자는 한 사람인데 의사는 식구 수대로 환자를 떠맡은 격이 된다. 아버지가 너무 의사를 조르고 걱정이 많기 때문에 부인과 의논해서 아버지를 치료하기 시작한 다음부터는 부모들이 의사를 괴롭히는 일이 부쩍 줄고, 병원에도 매일같이 오지는 않게 되었지만 그래도 환자에게 물어 보면 어떻겠느냐고 묻곤 한다.

그것이 바로 간섭이다. 간섭을 싫어하는 사람은 본인이 요구할 때까지는 지켜보고만 있어야 한다. "지금 당신네들이 의사에게 하고 있는 것이 바로 간섭이다. 자식을 위한다면 의사가 환자 치료에 전심할 수 있게 부모로서 의사의 지시를 잘 따르고 의사의 마음을 편하게 해 주어야 아들의 건강이 빨리 회복되지 않겠느냐. 의사를 쓸데없이 괴롭히고 어떻게 환자가 잘 낫기를 바라는가? 의사에게 지금 하는 식으로 매일같이 아들을 간섭하니 미국으로 가겠다는 것이 아닌가?"라고 그 부모에게 말했다.

환자에게 스스로의 요구를 기다리지 않고 가족 치료를 할 것인가 물어봐 달라는 것이 간섭이고, 의사에게 하고 있는 것이 간섭이라는 말에 환자인 어머니는 뭔가 깨달은 바가 있는 표정이었다. 그 후로는 자주 오지도 않고, 와도 간섭이 없고 차분히 기다리는 자세였다. 가족 치료를 하고서 본인이 집에 갔다 오고 싶다고 해서 두 번

다녀왔는데 환자의 어머니는 다음날 전화를 걸어 아들이 많이 좋아졌다고 진심으로 고마워하는 목소리였다.

사람이나 동물, 식물의 성장과 병드는 과정은 꼭 같다. 아무리 좋은 것도 과하면 간섭이 된다. 평소에 부모의 관심을 제대로 받지 못한 아이는 병에 걸리거나 입학시험 준비 등으로 부모의 관심이 높아지면 갑자기 성적이 올라간다. 또한 평소에 부모의 관심이 지나치게 집중된 아이는 어떻게 하면 부모의 간섭을 받지 않을까 생각하여 부모가 학교에 좀 안 왔으면 한다.

받는 사람의 입장에서 볼 때 필요한 것은 관심이 되고 불필요한 것은 같은 것이라도 간섭이 된다.

농사를 생각해 보면 사람 기르는 원리가 분명해진다. 씨를 뿌리고 잡초를 뽑아 주고 거름을 때맞추어 주고 제때에 김을 매 주고 나머지는 보고만 있어야 한다.

사람의 경우도 이와 꼭 같다. 그러나 실천이 어려운 것은 부모의 욕심 때문인 것이다.

져 주는 아량과 살풀이

여러 해 전에 있었던 일이다. 소위 일류 대학교에 다니는 학생이 치료를 받게 된 일이 있었다. 이 학생은 공부는 잘하나 사교성이 없어서 친구들과 잘 어울릴 수가 없었다. 가끔씩 화가 나면 물건을 부수고 옷을 찢기도 했다. 그의 누이 둘은 정신병으로 자살을 한 지가 몇 해가 되었다. 그는 외아들이고, 시집간 누이가 둘이고 시집을 안 간 누이가 하나 있었다. 아버지는 부인과 사이가 좋지 않아 몇 년 전부터 외국에 가서 돈을 벌어 가족에게 부치고 때때로 식구들 특히 아들을 보러 왔었다. 불안과 긴장이 심해서 교수나 친구와의 접촉이 어려웠고, 늘 만나자고 하면 이 학생을 받아 주는 친구가 한두 명 있기는 했다.

처음에는 외래로 일주일에 한두 번씩 정신 치료를 받으면서 대학은 졸업했으나, 대인 관계가 원만치 못해 취직이 된다 해도 도저히 직장 생활을 견디기 어려워 대학원을 다니고 가끔 친구와 등산을 간다든지 다방에서 만나는 정도로 생활을 유지했다. 이성 교제는 전혀 불가능했다. 너무나 큰 적개심이 가슴속에 차 있기 때문에 남이 어찌하지 않아도 압박감과 무시당하는 느낌, 배척당하는 느낌이 심했다. 어머니와 누이동생과 같이 사는데 어머니 입장에서는 남편은 외국에 가 있고 외아들만 있기 때문에 아들에 대한 정성은 부족할 리가 없었다. 그러나 이 학생은 누이동생과는 좀 말이 통하지만 어머니하고는 말이 통하지 않았다. 하루는 어머니 혼자서 나를 찾아왔다. 왜 왔나를 물어보니 아들이 자기하고는 '도저히 대화가 안 통하니 이 선생님에게 가서 자기하고 대화하는 기술을 배워 오라'고 해서 왔다고 했다. 그래서 나는 그녀의 외아들이 대화가 통하지 않아서 병이 생긴 것이고 대화가 되는 것이 정신이 건강해지는 것이라고 전제하면서 정신분열병 환자를 대하는 방법을 설명해 주었다.

물론 설명을 듣는다고 대화가 되는 것은 아니다. 마음을 이해하지 않고는 대화가 될 수 없기 때문이다. 그러니까 아들의 마음이 어떤가를 설명할 수밖에 없다. "당신 아들과 같은 사람은 접촉하기가 힘들다. 관심을 너무 나타내도 싫어하고 또 관심을 갖지 않아도 화를 낸다. 무관심한 것같이 보이면서 관심이 없지 않다는 것을 본인이 느낄 수 있는 관계가 환자에게는 제일 부담이 적은 관계다. 좋은 것도 권해서 싫다고 하면 더 권하지 말아야 하고 먹을 것을 갖다 달라고 하면 아무 말 없이 갖다 줘야지 생색을 내는 식은 환자에게 부담을 주기 때문에 환자가 신경질을 낸다." 이렇게 그 어머니에게 외아들을 대하는 방법을 알려 주었다.

그러나 이 환자는 워낙 가슴속에 화가 많이 차 있어서 화를 충분히 내지 못하고 옷을 찢거나 라디오를 부수는 정도로밖에 화를 내지 못하기 때문에 치료를 해도 크게 진전이 없었다. 외국에 가 있는 아버지를 불러서 아버지와 어머니, 아들 셋을 모아 대화도 시켜 보고 아버지와 어머니만도 대화를 시켜 보았으나 이 부부의 관계는 도저히 접근할 수가 없었다. 그것도 한집에서 살거나 국내에 있으면 모르지만 아버지는 가족을 위해서 외국에 가 있는 몸이라 자주 올 수도 없는 처지였다.

이 환자의 치료 초기에는 환자의 부모가 모두 가정 문제나 자기 문제를 내놓기를 꺼리고 오히려 의사에게 따지고 들었다. 그러나 의사의 열성과 환자가 대학을 졸업하고 대학원에도 무사히 다니게 되어 그전보다는 괴로움이 덜해지니까, 그전에 가졌던 방어적인 즉, 자기 잘못을 인정 않고 남에게 책임 전가를 시키려는 태도가 많이 수그러졌다. 그리고 아들을 치료하는 동안에 내게서 정신병의 원인에 대한 일반적인 얘기도 들었고, 아들의 병이 부모의 싸움에서 일어나는 갈등을 소화시키지 못해서 생긴 것이라는 설명도 들었기 때문이었다.

하루는 나에게 자신과 남편과의 관계에 대해서 솔직한 고백을 하기에 이르렀다. 그녀는 남편이 일본의 모 의과대학을 다닐 때에 자기는 일본의 명문 여자대학을 다녔다. 약혼 시절에 느꼈던 것은 남편이 100원이 있으면 150원을 소비하는 것을 보고 '이 남자는 틀렸구나' 생각을 했다고 한다. 여기서 나는 왜 이 부부가 늘 싸우고 두 딸이 정신병으로 자살을 하고 외아들이 낫기 어려울 정도의 정신병에 걸렸는지 실감할 수가 있었다. 시집간 큰딸도 어머니가 진찰을 해달라고 하여 해 보았더니 정신병에 가까운 상태였다. 그리고 환자의 아버지 역시 집은 부유했으나 계모(서모)가 있어서 억눌려 자랐다. 아버지는 너무나 성격이 강한 아내를 맞았기 때문에 아내에게 지지 않으려고 발버둥 치다가 아내를 꺾지 못하면 옷을 찢고 물건을 부수는 행동을 어릴 때부터 환자가 목격하면서 자랐던 것이다.

어머니는 어릴 때부터 남에게 지기를 싫어하여 공부는 잘했으나 성격이 너무나 강하고 고집이 셌다고 한다. 친정아버지가 살아 계실 때 '저 애는 살(煞)이 많아 시집을 가기 전에 살을 풀어서 시집을 보내야지 그냥 시집을 보내면 도저히 살 수 없을 것'이라고 걱정을 하셨다 한다. 그래서 순한 데릴사위를 골라서 집에 있게 해야 한다고 늘 말씀하셨다는 것이다.

이렇게 가족 치료를 해 보면 노이로제나 정신병이 어떻게 해서 어떤 경로로 생기고 퍼져나가는가를 환히 볼 수가 있다. 낫지 않는 환자는 왜 낫지 않는가도 환하게 알 수 있다. 이 환자의 외조부처럼 우리나라 사람들은 삶에 대한 이해가 깊다는 것을 알 수가 있다. 무당이나 유사종교에서도 살풀이라는 것을 한다. 정신병이나 노이로제는 살, 즉 적개심에서 생긴다. 살이 풀리지 않으면 병이 치료될 수가 없다. 삼조 승찬 대사의 말씀 중에 '미움과 사랑을 하지 않으면 모든 것이 훤하게 밝혀진다'고 한 뜻을 알 수 있을 것이다. 미움은 사랑을 못 받으니까 미워한다. 애증이 없어지면 그것이 곧 정신 건강이요, 부처요, 성인이다. 정신병의 치료나 수도는 살풀이라고 할 수 있다. 그리고 남에게 져 주는 아량이 행복의 절대 요건의 하나다.

부부 관계와 자녀들의 정신 건강

전에 어떤 외국의 학술 잡지에 실린 논문에 가정불화와 자녀의 정신장애와는 무관하다는 통계를 본 적이 있다. 통계적으로는 학업성적이고 정신 건강도 상관관계가 없다는 결론이 나 있었다. 통계라는 것을 잘못 이해하면 큰 낭패를 보는 것이 이런 경우를 두고 하는 말이다. 이것은 통계에서 고려하지 않은 다른 요인들이 작용하고 있기 때문이다. 그러나 다른 조건이 같을 경우 가정불화가 있으면 자녀의 정신 건강에 악영향을 주고 정신이 불건강하면 학력이 떨어진다. 정신이상이 있으면서도 성적이 우수한 학생도 있다.

10여 년 전에 어떤 어머니가 여고생 환자를 데리고 온 일이 있다. 우리 병원에 오기 전에 다른 병원에서 입원 치료를 했으나 완치되지 않아 찾아 왔었다. 그런데 환자 상태가 입원 치료를 해야 할 형편이어서 입원을 시켰다. 어머니는 딸의 병을 고쳐 주려고 무척 열성적이었고 의사를 절대 신뢰하는 태도였다. 노이로제나 정신병의 원인이 가족 특히 부모와의 관계에서 오는 장애이기 때문에 부모의 협조와 이해 없이는 특히 정신병은 완치하기가 어렵다. 특히 아직도 부모의 영향을 받고 부모에 의존하지 않으면 안 될 연령의 경우에는 더욱 그렇다. 그래서 나는 어머니가 올 때마다 아버지를 꼭 모셔 와야 따님의 병이 빨리 나을 수가 있다고 강조해서 억지로 아버지를 병원에 불러오게 했다. 부모를 합석시켜서 부모의 성장 과정과 결혼하게 된 경위와 결혼 생활에 대해서 물어 보았다. 이 과정에서 아버지가 14살 때 일본으로 가서 남의 집에서 쓸쓸하게 자랐다는 사실을 알게 되었다. 부부 사이는 신혼 초부터 싸우는 것이 일이었다고 했다. 왜 싸우게 되었느냐고 물어보니 신혼 초에 부부가 같이 식사를 하려고 하면 남편이 집에서 일하는 아이를 불러 같이 먹자고 해서 마누라를 식모와 동격으로 취급한다고 부부 싸움이 시작이 되었다고 했다. 부인은 기가 막히다는 듯이 분해한다. 여기서 나는 왜 부부의 불화가 생기고 그 결과 딸이 정신병을 얻을 수밖에 없었는지 알 수 있었다. 그래서 나는 그것은 부인의 오해였다는 것을 설명해 주었다. 나도 일하는 아이가 신혼부부와 함께 한 식탁에서 밥을 먹는 것이 약간 이상하다고 느꼈으나 다음 순간 '남편이 어릴 때 외국에 가서 외롭게 지냈다는 생각이 떠올라 남편 마음에는 남의 집에 와서 일하는 아이를 보니 어렸을 때의 자신의 생각이 나서 같이 밥을 먹자고 그랬을 것이다'라는 생각이 떠올랐다. 심리적으로는 아이가 그냥 일하는 아이가 아니고 남편 그 자신이었던 것이다. 그래서 나는 부인을 보고 다음과 같이 말을 했던 것으로 기억한다.

남편이 신혼 초에 부부끼리 식사하는 식탁에 무턱대고 일하는 아이와 같이 먹자고 부인의 양해도 없이 부른 것은 부인의 감정을 고려하지 못한 잘못된 행동으로 생각한다. 그러나 남편이 어릴 때 자기와 비슷한 처지에 있는 그 아이를 부른 것은 그 아이를 부른 것이 아니라 남편 자신을 부른 셈이다. 서로를 이해하지 못했기 때문에 싸움이 계속되고 그 사이에서 어느 편을 들 수가 없어 마음의 부담을 이겨내지 못하고 딸이 정신병이 된 것이다. 여태까지 병원에 오지 않으려던 남편은 내 말을 듣고 비로소 자기 마음을 알아주었다는 듯이 밝은 표정으로 흐뭇해 보였고 병원에 오는 걸 좋아했지만 부인은 반대로 허탈한 듯이 힘이 빠지고 약간 우울해졌다.

이 부부는 서로가 상대방의 심리를 고려치 않음으로 해서 평생 부부 싸움이 끊이지 않고 결국 딸을 정신병으로까지 몰고 간 것이다. 『주역(周易)』에서도 남녀 관계에서 모든 인간사가 출발하며 삼강, 즉 군신(君臣), 부자, 부부 관계가 다 여기에서 파생된다고 하고 있듯이 모든 대인 관계가 부모의 부부 관계에서 파생이 된다. 어떤 사람은 아버지가 자녀를 너무 위하는 나머지 아이들에게 반찬이나 기타 다른 것을 잘해 주지 않았다고 어머니에게 고함을 지르기 때문에 아버지가 무섭고 적개심이 쌓여서 정신분열병이 된 사람도 있다. 어떤 고등학생은 머리가 아프다고 누이가 데려왔었는데 그 남학생은 공부를 잘해서 당시 제일 어려운 경기 중학을 다녔는데 고등학교 시험을 칠 때 어머니가 시험장에 따라오려는 것을 오지 말라고 했는데도 따라와 시험에 떨어졌다는 것이다. 다른 2류 고등학교를 다니다가 다음 해 다시 시험을 쳐서 입학은 했으나 원래 동기생은 한 학년 위가 되어 열등감과 두통으로 병원을 찾게 되었던 것이다. 이 학생의 이런 증세와 시험에 떨어진 원인이 부모의 부부 관계와 부모의 태도에 원인이 있다는 것이 밝혀졌다. 다섯 살 때 아버지가 어떤 술집여자와 친하게 되어 퇴근길에 그 술집에 들러 집으로 곧바로 돌아오지 않았다. 아버지가 이 아들을 제일 사랑했기 때문에 어머니는 어두운데 아버지를 불러 오라고 심부름을 시켰고, 아들은 무섭고 가기 싫은데 강요를 당해서 어머니에 대한 미운 감정이 억압이 되어 어머니만 보면 불안해지기 때문에 시험장에 오지 말라고 했다는 것이 밝혀졌다. 이 경우처럼 부부간의 문제는 부부간에 해결해야지 자녀에게 부담을 안겨 주면 반드시 자녀에게 좋지 않은 영향이 미치게 된다. 아이들은 부모 둘 다 필요하기 때문에 어느 한쪽만을 편들 수 없기 때문이다.

어떤 의사는 수술을 하려면 불안해져서 앞으로 외과 의사를 할 수 있을지 걱정이 되어 나를 찾은 일이 있었다. 이 사람의 경우는 어려서 아버지가 어머니와 자주 다투고 구타를 해서 항상 무슨 일이 일어나지 않을까 하는 생각이 머리에서 떠나지 않았다고 한다. 이 의사는 수술을 하려고 하면 불안해진다는 것을 깨닫고 나서는 수술을 잘하게 되었고, 정신 치료를 받게 된 것을 무한한 행운으로 생각하고 있다.

서두에 말한 환자 부모의 경우와 같이 대인 관계의 갈등은 서로가 이해를 못 하고 오해를 하는 데서 비롯된다는 것을 알 수 있다. 오해는 왜 생기느냐 하면 자기를 알지 못하기 때문이다. 앞서 말한 남편의 경우 일하는 아이와 자기를 무의식중에 같이 생각하고 있다는 것을 모르기 때문이고, 아내는 무시당하고 있다고 흥분이 되는 이유가 자신의 열등감에 있다는 것을 깨닫지 못하고 있기 때문이다. 건강한 자존심이 있는 사람은 남이 이상한 말이나 행동을 하면 먼저 저 사람이 왜 나에게 이런 말을 하는가에 대해 물어보거나 살피

기부터 한다. 그렇게 되면 갈등이 발생할 여지가 없다. 모든 것이 자기 문제에서 출발한다는 것을 알 수 있을 것이다.

건강하고 이상적인 부부 관계란 자녀들이 자신들의 부부 관계에 신경 쓸 필요가 없는 상태임을 부모들은 잊지 말아야 할 것이다.

효와 정신 건강

며칠 전 신문에 외동딸이 미국에 이민 가 있으면서 어머니를 모시지 않고 양로원에 들어가란다고 일흔이 된 할머니가 자살을 했다는 기사가 있었다. '국민교육헌장'을 제정할 때도 위원의 반이 효(孝)를 반대했기 때문에 효라는 말을 넣지 못하고 경애라는 표현으로 대치했다는 말을 당시의 위원으로부터 들었다. 우리 정신과 의사들의 학술 모임에서 어떤 회원이 효에 대한 긍정적인 취지의 연구를 발표하였는데 어떤 소장 교수는 효를 부정적으로 반박하였다. 그래서 내가 우리나라 교수나 지식인 중에 상당히 많은 사람들이 효를 반대하는 경향이 있는 것은 효를 잘 모르기 때문이라고 다음과 같이 말한 일이 있다.

즉, 우리나라 지식인 중 효를 반대하는 사람들은 자신이 자랄 때 부모의 지나친 구속을 받아서 효라는 것이 개인의 자유로운 성장이나 자기실현을 방해하는 좋지 않은 경우를 경험한 사람들이다. 우리나라 지식인들은 과연 효가 무엇인지 알고 비판을 하는지 의심스럽다.『효경(孝經)』에 보면 부모에게서 받은 몸을 훼상하지 않음이 효의 시작이요, 도를 닦아서 이름을 얻어 부모의 이름을 빛나게 하는 것이 효의 끝이라고 하고 있다. 이것을 요사이 서양식 표현으로 바꾸어 보면 자기의 몸과 마음을 상하지 않게 잘 가꾸어 단련하고 발달을 시키는 자기실현이 효라는 것을 알 수 있다. 그리고 효로써 천하(天下)를 다스린다고 되어 있고, 천자(天子)의 효가 있고, 사대부(士大夫)의 효가 있고, 서인(庶人)의 효가 있다고『효경』에 쓰여 있다. 모든 좋은 것도 그것을 올바르게 이해하고 실천하는 경우가 있는 반면, 바르게 이해하지 못하고 잘못된 방향으로 실천하는 경우가 반드시 있는 법이다. 병든 효를 보고 효가 나쁘다고 하는 것은 말도 안 된다. 건강하고 올바른 효를 가지고 효를 논해야 한다. 올바른 효는 자기실현이다. 부모에 대한 것은 자기실현을 위해서 있는 것이고 자기실현이 바로 효다. 자식이 건강하게 자라고 잘 되는 것이 효이며, 또 그러한 자식이 부모에게 소홀히 대할 사람이 어디 있겠는가.

효를 논하려면 바른 효를 가지고 말해야지 병든 효를 가지고 말해서 되겠는가. 옛날 우리 조상들도 효를 바로 이해하지 못하여 자녀들의 의사를 무시하고 부모에게 복종하고 봉사하는 면만을 강요하는 반면 부모로서의 자애와 이해를 소홀히 하는 경우가 있었는데 이것은 잘못된 효이다.

아무리 좋은 진리를 설파해도 듣는 사람의 마음에 구름이 끼어 있으면 바로 받아들여지지 않는다. 그래서 입을 열면 구업(口業)을 짓는다는 말이 생긴 것이다.

유교에서는 앞서 말한 바와 같이 효로서 천하를 다스린다고 했고, 효제(孝悌)는 인(仁)의 근본이라고 했다. 효가 바로 실현되면 모든 인간문제, 사회·세계 문제가 해결된다는 뜻이다. 이것은 현대 정신 의학의 연구 결과를 보아도 개인이나 집단, 사회·인류 전체의 문제 가 각 개인의 가정에 있어서의 부모 형제와의 관계에 의해서 결정 된다는 결론과 일치한다.

건강한 효는 인간이 본래 가지고 있는 자연스러운 감정의 발로 에 불과하다. 사람이 가지고 있는 자연스런 감정의 표현이 방해를 받아서 불효나 또는 불건강한 효로 나타난다. 지나친 효도는 병이 다. 대개 부모에 대한 적개심을 누르고 의식을 못 하면 지나치게 불 필요한 효도를 하게 된다. 자기는 먹을 것도 안 먹고 사치스런 과자 나 음식을 부모에게 대접한다는 식이 된다. 만약에 부모가 그런 것 을 받고 좋아한다면 그 부모는 자기밖에 모르고 자식의 처지를 생 각하지 못하는 이기적이고, 사랑의 감정이 부족한 인격적으로 미숙 한 사람이다.

우리나라에 예부터 내려오는 말 중에 어려서 효자가 커서는 평 생 부모를 고생시키는 불효자가 되고, 어려서 불효자는 커서 효자가 된다는 말이 있다.

이것은 정신과 환자를 치료해 보면 매일같이 보는 사실임을 알 수 있다. 어려서 부모 말을 잘 듣고 자기주장도 않고, 먹는 것이든 뭣이든 다른 형제에게 양보하고, 용돈이나 심지어 수업료나 학비조 차도 부모님께 미안하다고 잘 요구를 하지 못하는 아이는 인격 성 숙과 정신 건강에 필요한 여러 가지 욕구가 충족되지 않는다. 그러 므로 커서는 정신병자가 되어 평생 부모를 괴롭게 되거나 아니면 물심양면으로 독립을 못 하고 부모에게 물리적이고 정신적인 부담과 고통을 안겨 준다. 그 반면에 어려서 자기주장이 강하고 부모에게 반항하고 부모를 괴롭히던 아이는 자기 성장에 필요한 욕구 충족을 어느 정도 했기 때문에 병에 걸리지 않거나, 걸리게 되어도 가벼운 증상을 보일 뿐이다. 결국 아이는 효자가 되거나 아니면 부모를 덜 괴롭히게 된다. 부모의 진정한 이해와 사랑을 받지 못한 사람은 부모와의 진정한 관계가 형성되지 않기 때문에 부모와의 동일시(同一視)가 이루어지지 않아 양심이 길러지지 않는다. 이런 사람의 경우는 욕구와 충동이 나는 대로 아무런 조절 없이 충족시켜서 평생 부모나 가족, 사회를 괴롭히게 된다.

자식은 부모가 하는 대로 효를 배운다. 어떤 부모는 자기 부모에게는 효를 제대로 못하면서 자식들에게는 효를 강요하거나 지나치게 기대를 한다. 이런 부모는 인격이 성숙되지 못한 탓이다. 마음이 어린 상태에 머물러 있기 때문이다. 어려서는 부모에 의지하거나 아니면 부모가 의지가 되어 주지 못한 것을 원망스럽게 생각하고, 항상 받기를 좋아하고 줄 줄을 모르거나 남에게 준다 해도 받을 목적으로 먼저 주는 것에 지나지 않아 진정으로 주는 것이 아니다. 이런 사람은 자손들에게도 주는 것보다 주로 받기만을 생각한다. 평생 받기만 하려는 사람들은 어려서는 부모의 고생을 모르고 늙어서는 자식의 고생을 모른다.

효라는 것은 인간이 가지고 있는 자연스런 감정의 발로이지 강요해서 되는 것이 아니다. 부모가 자기 부모에게 효도하는 것을 보고 자녀들은 무의식중에 배우고, 자기들을 부모가 진정으로 사랑한다고 느끼면 자기들도 부모를 진정으로 사랑하는 마음이 우러나는 것이다.

몇 년 전 국제 학회를 마치고 독일의 상공을 날고 있을 때, 네덜란드의 전자 회사 사원인 중년의 이탈리아 신사와 좌석을 같이하게 됐는데, 이 사람의 아들이 일곱 살인데 아버지가 할아버지에게 하는 만큼 자기도 아버지에게 할 거란 말을 하더라고 했다. 돌아와서 마흔 초반의 정신과 교수가 자기는 장남인데 아침에 출근할 때마다 집 근처에 사시는 부모님께 인사를 하고 출근한다고 하는데, 초등학교에 다니는 아들이 아버지, 어머니가 할아버지, 할머니께 하는 만큼 자기도 부모에게 할 거라고 해서 가기 싫을 때도 가지 않을 수 없다고 나에게 말을 했다. 사람의 마음, 아이들의 마음이란 인종과 풍속을 가리지 않고 꼭 같구나 하고 유럽에서 들은 먼저 얘기를 들려주었다.

효란 부모와 자손이 정신적으로 건강하면 무의식적으로 행해지는 것이다. 부모와 자녀의 건전한 관계를 말하는 것이다. 일방적인 것이 아니라 쌍방적인 것이고, 부모의 시범이 있어야 된다.

며느리와 시부모

얼마 전 어떤 선생님에 대해서 늘 마음에 걸린 것이 있어 그분의 아들을 불러서 한번 얘기를 해야겠다고 벼르고 있었다. 집에는 그 부인이 있어 곤란하여 직장으로 전화를 걸자니 환자를 진료하다 시간을 놓치곤 하였다. 이렇게 2년인가 3년을 보냈는데 신문에 그분이 작고하셨다는 기사가 났다. 내 자신의 태만에 대한 자책에 가슴 아프면서도 사람의 성격과 운명, 팔자라는 것을 새삼 돌이켜 보지 않을 수 없었다.

선생님은 일본 대학의 최고 학부를 나오시고, 평생 동안 교육에 종사하시며 대학 총장을 지내셨다. 돌아가실 때까지도 계속 학술 활동을 하시고, 서양 학문을 하시면서 일제 때에 우리나라 전통에 관한 저서도 내신 분이다. 나로서는 사적인 호의도 입은 일이 있고 친한 친구의 은사이기도 하다.

학회의 모임 때마다 잠이 잘 오지 않는다고 몇 해를 두고 말씀하시기에 정신과 진찰은 함부로 권할 수 없어 안정제를 잡수시라고 했는데 올 때마다 야위시고 해서 한번 진찰을 받으시라고 권했다.

정신과에 속하는 병들의 대부분이 감정을 잘 처리하지 못해서 생기는 병이고, 원인이 항상 아무에게도 말할 수 없고 스스로의 힘으로 해결할 수 없는 감정의 문제에 있는 화병(火病)이기 때문에 환자가 수치심이나 자책감을 극복할 수 있게 도와주지 않으면 발견되지 않는다. 선생님도 처음에는 그런 문제를 말하지 않으려고 했으나 결국 말씀을 하시게 되었다.

해방 후에 선생님은 모 대학의 일본인이 남기고 간 관사에 계시다가 지방의 대학 총장, 서울의 모 대학교 총장, 대학원 원장도 하시면서 공기가 맑은 높은 지대에 큰아드님과 같이 사셨다. 그런데 그 후에 별거를 하다가 몇 해 전에 옛날 집을 허물고 새로 집을 지어 다시 큰아드님 가족과 같이 살고 계신다고 했다. 물론 원래 집이 선생님 재산인 것은 말할 것도 없다. 집에 드는 돈은 신문 값, 전기 요금, 수도 요금과 난방 기름 등 며느리와 선생님이 각각 분담했는데 며느리는 기름이 떨어지기도 전에 늘 시아버님 되는 선생님에게 미리 상기를 시키려고 했다. 기름 값은 선생님이 부담해야 할 부분이기 때문이었다. 나는 여기에서 왜 선생님이 잠이 오지 않게 되었는지 비로소 알 것 같았다. "기름 값을 가지고 며느리가 괴롭히면 불러서 호통을 치든지 하시지 그러십니까." 하고 말씀을 드렸더니 "나는 원래 화를 낼 줄 모른다."라고 하시며 부인 외에 다른 사람에게는 화를 내지 못한다고 하셨다. 취미를 물어보니 젊었을 때부터 서양의 고전음악을 듣는 것이었는데 음판과 전축을 아이들이 가져가서 제대로 음악 감상도 못 하신다는 얘기다.

선생님 병의 원인은 어려서는 부유한 가정에 태어나서 고등보통학교를 졸업하시고 일본의 고등학교를 나와 일본에서 제일 들어가기 어려운 대학을 나오셨는데, 학교 공부도 하지 못한 부인과 평생을 지내 오시면서 오로지 공부만 하다 보니 부인에게만 화를 내고 서양의 고전음악으로 유일한 위안을 삼고 지내오시다가 그것도 며느리에게는 마음대로 안 되고 화를 못 내니 화병이 된 것이었다. 선생님은 화를 못 내는 성격이라고 하셨지만 속으로는 화나는 표정을 지으셨다. 내가 아드님에게 얘기를 해야겠다고 말을 해도 그다지 기대가 된다는 반응이 없으시다. 과연 내가 아들을 만나서 얘기를 했지만 마누라를 잘 다스릴 수 있을지 의문스러웠다. 아버지가 병이 날 정도면 아들도 이런 사실을 모를 리 없을 것이다. 그러니 내가 만나서 얘기하지 않아도 아내가 시아버지에게 그런 짓을 못하게 했거나 남편을 위해서, 또는 남편이 두려워서 그러지 못했을 것이기 때문이다.

이 선생님과 같은 처지에 있었던 다른 많은 분들이 무식한 부인과 이혼하거나 아니면 첩이나 애인을 갖는 경우가 많았다. 그런데 그런 욕망을 누르고 학문과 음악으로 지탱하시다가 노후에 스스로 노여운 감정을 처리 못 하여 혈압이 높아지고 우울증에 걸려 잠도 잘 못 잤던 것이다. 그래서 결국은 천수(天壽)를 단축시킨 것이라고 볼 수밖에 없다. 많은 환자들을 치료해 보면 사람의 건강은 화를 다스릴 줄 아느냐 모르느냐에 달려 있다고 해도 과언이 아니다. 부부, 부모와 자녀, 형제나 친구, 모든 관계에서 화가 났을 때 화나는 이유를 대화로 나눌 수 있어야 한다. 물론 부당한 화는 과거에 정당한 화의 표현 처리를 못했기 때문에 스스로 반성하거나 정신 치료를 받아 없애야 한다.

얼마 전에 친한 친구를 찾아갔을 때 아이들 얘기를 물어보았더니 큰아들이 모 일류 대학에 입학해서 가난한 집 여학생과 사귀는

데 부인이 그 여학생과 사귀는 것을 좋아하지 않는데도 계속 사귄다고 한다. 하루는 어머니가 실크 머플러가 없어져서 가져갔느냐고 물어보니 안 가지고 갔다고 하더니 나중에 도로 갖다 놓기도 하고, 아들이 어머니가 입지 않는 실크 드레스를 달라고 말한다면서 '엄마 말이라면 무조건 듣던 아이인데……' 하고 불만스런 말투다. 나는 친구 부부에게 그게 바로 그 아이가 여자 친구 말을 잘 듣게 되는 원인이 된다니까 둘이 반신반의하면서 나를 쳐다본다. 사내아이가 어머니 말을 너무 잘 들으면 결혼해서는 어머니에 대한 것과 같은 감정이 아내에게도 작용하기 때문에 어머니에게 꼼짝 못한 아들은 아내에게 꼼짝을 못 하게 된다. 그러니 사내아이들은 사춘기 이후에는 어머니하고는 거리를 두고 아버지의 감독과 지도가 주가 되어야 한다. 물론 아버지가 아들의 의사를 너무 눌러서 기를 죽여도 안 된다. 우리가 자랄 때엔 사내아이의 기를 죽이면 고자가 된다는 말을 들었고, 나이가 들수록 어른들이 간섭도 덜하고 어머니도 아들을 어른 남자로 대우했는데, 요사이는 나이 서른이 넘은 사회인이 된 아들을 어머니들이 어린아이 취급을 하는 경우가 많다.

물론 이 친구의 경우는 부부 싸움이 많아 부인은 아이들에게 지나친 애착을 갖고 아들은 어머니가 불쌍하니까 어머니 말을 잘 들은 것이니 결국은 부부 관계로 귀착된다. 요사이 청상과부가 되어 일생을 외아들을 위해 바쳐 온 어머니가 며느리하고 도저히 같이 살 수가 없어서 절에 들어간다든가, 자녀들이 많은 칠십이 넘은 어머니가 친척인 젊은 부부에게 집의 일부를 세를 주고 혼자 사는 사람, 늙은 부부만 단둘이 사는 가정이 늘고 있는 것을 우리 주변에서 볼 수 있고, 잘못된 평등사상으로 인해서 젊은 부부의 경우 남편들이 아내의 의도에 이끌려 가는 경향이 있다는 것을 모든 사람들이 인정하고 있다. 여자들이 시집을 가도 시집을 갔다는 생각이 희박하고, 시집 식구는 기피하고 친정 식구만 환영하고, 시집에는 들르지 않고 친정에만 드나들기를 좋아하고, 남편과 시집 식구를 이간시키는 경우를 볼 수 있다.

이런 혼란은 옛것은 덮어놓고 나쁘다고 생각하는 데서 오는 폐단이다. 옛사람들의 생활 정신을 본받아 변화된 사회나 환경에 맞게 고쳐야 될 것이 있으면 고치되 근본정신에 변동이 있어서는 안 될 것으로 생각된다.

전처소생을 잘 대해야 내 자식이 잘된다

요즘 신문에는 아내가 남편을 살해했다든지 남편이 아내를 죽이는 경우가 있는가 하면, 아내가 사망해서 남편이 자살하는 기사도 실린다. 형제간이나 부모 자식 간의 살인 사건도 있다. 미국에서도 가족이나 친척 간의 살인이나 상해 사건이 모르는 사람 사이의 사건보다 더 많다고 보고되었다. 이것은 살해나 상해가 억제할 수 없는 감정의 폭발에서 오는 결과이고 관계가 깊을수록 좋은 감정이나 나쁜 감정이나 격렬한 감정이 일어나기 쉽기 때문이다. 가족이나 친척, 한집안에서 같이 사는 동거인 사이의 대인 관계 중에 동서고금을 막론하고 문제가 되어 온 관계는 계모와 전처소생 간의 관계다. 얼마 전 신문에도 계모가 전처소생의 딸을 살해하려고 했다는 기사가 났다. 물론 계모가 전처소생에게 잘한 경우, 예를 들어 계모는 아니나 본처가 아들이 없어서 밖에서 낳아 온 아들을 큰마누라가 정성으로 기르는 경우도 있다. 그런 경우를 제외하고 여기서는 계모가 전처소생을 어떻게 다루어야만 내 뱃속에서 나온 자식이 잘될 수 있나를 지적하고자 한다.

몇 해 전 일이다. 하루는 어떤 친구가 좀 상의할 일이 있다고 만날 수 없느냐고 전화를 했다.

그 친구의 얘기는 아들이 대학에 다니는데 통 말도 잘 안 하고, 우울하고, 대인 관계가 잘 안 되고 기타 여러 가지 곤란한 점이 많아서 학생 상담소의 교수를 찾아가서 상의를 했더니 나한테 가서 치료를 받도록 하라고 해서 왔으니 도와 달라는 것이다.

그 후에 그 친구는 오지 않으려는 아들을 데리고 왔다. 통 말을 하지 않았기 때문에 입원을 시켰지만 충분한 치료도 받지 않고서 부모가 퇴원을 시켜 치료가 중단되었다. 이 학생은 완전히 정신병은 아니나 신경증과 정신병의 경계선에 있는 증세를 보여 주고 있었다. 그의 얘기는 어려서 자기는 형을 좋아했는데 어머니가 자기에게는 잘해 주지만 형에게 잘해 주지 않아 늘 고민했다는 것이다. 이 학생의 아버지인 나의 친구는 상처(喪妻)를 하고 아들이 하나 있었는데 다시 장가를 가서 이 학생과 아들 또 하나를 얻었다. 환자는 후처로 봐서 큰아들이었다. 큰아들도 한번 만나 보았더니 정신병에 걸려서 완전히 낫지는 않고 어떤 종교 사업에 열중해서 객지에 가 있는 형편이었는데 동생보고 자기에게 와서 같은 사업을 하자고 권하더라는 얘기다.

나는 부모를 불러서 학생이 형을 좋아하기 때문에 어머니가 형에게 잘해 주기를 바라는데 어머니는 그렇지 않고, 그렇다고 어머니를 버릴 수도 없고 형을 버릴 수도 없는 고민 끝에 성격이 그렇게 되어 지금은 도저히 지탱할 수가 없기 때문에 공부도, 생활도 할 수 없게 되었다는 것을 설명을 해 주었으나 충분히 납득하는 기색이 없었다. 환자는 형과 어머니가 다 필요한데 서로가 적대적이었기 때문에 마음이 분열될 수밖에 없었던 것이었다. 환자의 병의 원인이 부모의 부부 관계에 있는 것이라 서로가 피하는 터라 환자가 빨리 좋아지지도 않았고 치료를 철저히 하라는 나의 권고에도 불구하고 치료를 중단하고 말았다.

그 후에 몇 년이 흘러갔다. 중간에 한번 이 문제가 화제에 올랐을 때에는 내가 진실을 얘기하면 이 친구가 내게 적개심이 일어나는 것이 역력히 보여서 그 이상 깊이 들어가지 못했다. 올해 와서 환자가 대학을 졸업하고 직장에 다니고 있으나 적응하기가 곤란하니 어떻게 하면 좋겠느냐고 아버지가 의논을 하러 왔다. 나는 이번에는 처음부터 다른 의사를 소개해 줄 테니 열심히 치료를 하고 부모들도 같이 가족 치료를 받도록 하라고 권했더니 친구는 그렇게 하겠다고 했다. 그래서 나는 환자를 도울 수 있다고 생각되는 모 의사에게 전화를 해서 일주일에 두 번씩 하루는 평일 저녁, 또 하루는 일요일 아침에 할 수 있느냐고 했더니 그렇게 해 주겠다고 해서 친구에게 전했다. 그 후에 한참 동안 열심히 치료를 받는다고 하더니 의사의 말로는 환자의 아버지를 자주 만나야 되는데 잘 오지 않는다더니 최근에는 치료가 중단되었다고 한다.

나는 이 친구가 이번에 나를 찾아왔을 때 노후(老後)가 걱정이니 열심히 치료하기를 권했다. 말은 안했지만 내 마음에서는 이 친구의 전처소생인 장남이 그 모양에다가 셋째 아들은 작년에 초등학교를 다니던 중 암으로 죽었고, 건강한 아들이 한 명도 없어 이 친구가 늙어서 얼마나 고생이 많을까 하는 생각에서 그 말을 했으나 얼마나 알아들었는지 모를 일이다. 후처로 가서 전처소생을 대하기가 쉬운 일이 아니겠지만 자기 배에서 난 자식의 입장으로 볼 때에는 형을 따르는 것이 자연스러운 감정이다. 내 자식의 자연스런 감정을 살리고 가꾸어 주는 것이 교육인데 어머니의 좁은 생각 때문에 희생되는 이런 아이들이 얼마나 많을까. 자기 딴에는 잘 키워 보려는 것이 전처소생을 정신병자로 만들고 자기 자식마저 병신으로 만들고 온 가족이 불행하게 되었으니 이것은 결국 너무나 작은 일을 크게 보고, 오히려 큰 것을 보지 못하는 등 한 생각 놔 버리지 못해서 그런 것이다.

보은

요사이 사회 부조리를 없애고 사치와 낭비를 없애자는 구호를 외치고 있지만 아직도 그 뿌리는 깊이 박혀 쉽게 뽑혀질 것 같지 않다.

옛날 사람들은 부자도 될 수 있는 대로 검소한 생활을 하고 자녀들에게도 검소한 생활을 시켜 왔으나 최근 일부 재벌들이나 부유층이 하는 행동은 배은망덕하고 안하무인이고, 동포나 법이나 도덕이 눈에 보이지 않는 것 같다.

자녀에게 버림받은 할아버지, 할머니, 학교에서 스승을 구타하는 학생, 친구를 배신하는 사람, 배우자를 배신하는 기혼자. 이런 현상들을 볼 때 나는 현대사회 특히 우리 한국 사회 병폐(病弊)의 근본을 생각하면서 은혜에 보답하는 마음과 정신 건강의 문제를 절실히 생각하게 되었다. 그것은 다름 아니라 특혜(特惠)라는 문제다.

자식을 기를 때 부모가 특별히 애지중지하고 관심과 사랑을 베푼 자식은 나중에 가서는 노이로제나 정신병, 비행소년이 되어 평생 부모에게 고통을 안겨 주는 불효자식이 되지만, 이런 특혜 없이 자란 내버려 둔 자식은 스스로 자기 살 궁리를 한 끝에 독립심이 길러져서 커서는 부모의 고마움도 알고 효자가 되는 수가 적지 않다. 특혜를 받은 자식은 뭐든지 자기가 먼저고 제일 좋은 것은 자기가 가져야 한다고 생각한다. 이런 식으로 자란 아이는 무엇이든 자기 뜻대로 되지 않으면 자기를 푸대접하고 무시한 것으로 느껴서 적개심을 가지며, 자기 뜻을 받아 주는 것을 당연한 것으로 생각하기 때문에 부모의 은혜를 모를 뿐만 아니라 무엇이 잘못되면 부모와 세상을 원망하게 된다. 물론 이런 특혜적인 사랑을 하는 부모도 자신의 정신이 건강하지 못하기 때문에 자녀의 인격을 성숙시키는 사랑을 하지 못하고 자녀를 자신의 욕구 충족의 수단이나 도구로 삼는 것이다.

나는 최근에 탈선 재벌들의 기사를 읽을 때마다 이런 사람들이 불효자와 흡사하다는 점을 발견하고 있다. 양심적으로 기업 경영을 해서 재산을 모은 분들은 비교적 검소한 생활을 하고 사회에 보답하는 기풍이 있으나 그렇지 못한 사람들은 국가나 국민에 대한 보은(報恩)의 자세가 없다. 마치 자기 힘만으로 돈을 번 것으로 착각한다. 이런 무리들이 내 눈에는 부모의 지나친 특혜를 받고 자란 배은망덕한 불효자식을 연상케 한다는 뜻이다.

오늘날 재벌 중에는 양심적인 기업가든 아니든 정부의 경제 발전 정책과 수출 진흥 정책의 특혜를 입지 않은 기업이 없다. 막대한 외국 차관의 지불보증이나, 기업의 부실이나 외화를 유출시키거나 재벌 가족들의 사치 낭비가 결국은 돈 없는 일반 국민의 부담으로 돌아가는 것이고 이런 특혜들이 다수 국민의 희생 위에 이루어지고 있다는 것을 그들은 각성할 필요가 있다고 절실하게 느낀다.

이런 특혜 재벌뿐만 아니라 스스로의 연구나 노력 없이 공돈이 생긴 사람들의 사치 낭비 풍조가 그렇지 않은 가난한 가정에까지 침투해 들어와서 그런 분위기를 조성하고 있다. 지금도 절에 가면 한 톨의 밥알이라도 헛되이 버리지 않는 자세를 볼 수가 있는데 이런 기풍을 일반 사회에 부활시킬 필요를 느낀다. 옛날 사람은 임금으로부터 서민에 이르기까지 쌀 한 톨을 귀중히 다루었다. 그것은 쌀 한 톨을 생산하는 데 소요되는 대자연의 힘과 농사짓는 사람의 피땀을 생각하고 또 자기가 배고팠을 때 또는 배고프게 될지 모를 때, 특히 현재 배가 고픈 사람들을 생각하면서 쌀 한 톨을 소중하게 다루는 것이다. 요사이는 풍조가 어떠냐 하면 이런 경건한 정신은 이해도 못 할 뿐만 아니라 구질구질한 것으로 본다.

정부의 특혜를 받은 탈선 재벌이나 부모의 지나친 사랑을 받은 불효자의 또 한 가지 공통점은 그것이 자기 것이 아니라는 자각이 없다는 것이다. 정부의 특혜가 부유하지 못한 층이나 가난한 국민들의 부담으로 이루어지고 있다는 것을 망각하고 있으며, 부잣집 자녀들이나 부모의 특별한 사랑을 받고 있는 자식이 그렇지 않은 형제나 다른 집 아이들보다 자기가 그런 특혜를 받을 아무런 이유가 없다는 것을 모르고 있다는 점이다. 다시 말해서 부유층의 자제가 호의호식하고 자가용을 타고 다니는 것이 자기가 그렇지 못한 자녀보다 잘나서가 아니라 우연히 그런 부모에게 태어난 것 뿐이라는 점이다. 재벌의 경우도 마찬가지로 그들은 국가 시책을 수행하는 일꾼에 지나지 않는 것이지 자기의 부(富)를 전적으로 자기 개인의 것으로 생각을 한다면 큰 오산이다. 이런 것을 깨달아서 재벌은 자기의 부(富)를 국가와 민족의 것으로 생각하고 검소한 생활을 영위하면서 그 부를 사회에 환원시켜 자신의 기업이 발전하는 좋은 순환을 이루게 하는 것이 필요하다. 부유층 자제들은 자신의 호의호식이 자기가 잘 나서가 아니라 부모가 부유하기 때문이라는 것을 자각하고 가능한 한 검소한 생활을 하면서 가난한 친구를 돕는 마음을 가져야 한다.

요사이 재벌 중에 국가나 국민의 은혜에 보답할 줄 모르는 탈선 재벌과 부모의 은혜를 모르고 사치와 낭비를 하는 부유층 자제들을 볼 때 그들의 장래는 기업의 부실화와 더불어 결국은 패가망신이 명약관화한 것이다. 은혜를 아는 것이 정신 건강이요, 인생의 행복이다.

부모의 외도와 자녀의 정신 건강

일상생활에 있어서나 환자를 치료하는 데 있어서 부모의 정신 건강, 그리고 말과 행동이 자녀에게 얼마나 깊은 영향을 주는가? 생각해 보면 정말 소름이 끼칠 때가 있다. 우리의 삶의 방향이 어릴 때의 경험, 특히 부모 형제 주위 사람들의 상호작용에 따라 결정되면 이것이 운명이고 사주팔자다.

이런 부모의 영향 중에서도 부모의 외도가 자녀에게 평생 씻을 수 없는 상처를 주는 것을 보면 안타깝기 그지없다.

옛날에 30대 초반의 남자가 치료를 받으러 온 일이 있었다. 남자는 어느 날 홀어머니와 길을 가다가 어지러움에 졸도할 것 같은 발작을 경험하고 가슴이 두근거리고 불안해지는 증세가 생겼다. 일곱 살 때에 아버지가 돌아가시고 어머니는 20대의 과부고 환자는 외아들이었다. 어머니가 정숙하지 않은 것도 아니었는데 외삼촌 친구가 가끔 오면서 장작도 사 오고 했다. 어느 날 자다가 이 남자가 어머니와 성관계를 하는 것을 감지하고 제지할 수도 없고 가만히 있기도 고통스러운 감정이 가슴에 파묻혔다. 어머니로부터 독립할 수 있게 되자 여태까지 눌려 있던 어머니에 대한 적개심이 터져 나오려고 하면서 가슴이 두근거리고 길을 가다 졸도할 것 같은 증세가 나타났던 것이다. 결혼·여자·과부·연애·교제 등등 어머니의 외도를 연상시키는 말을 들으면 얼굴이 붉어지고 가슴이 두근거린다. 연상을 일으키는 말이 무한정 새끼를 쳐서 언뜻 보기에 아무런 관련이 없어 보이는 말에도 가슴이 두근거렸다. 워낙 감정이 억압되어 좀처럼 잘 올라오지 않아 증상은 없어졌으나 뿌리가 완전히 빠질 정도까지 치료는 못 하고 환자의 사정으로 중단되었다.

어떤 의과 대학생도 역시 불안한 증상으로 찾아온 적이 있는데, 이 학생의 어머니는 여관을 운영하는데 어머니의 외도에서 받은 충격이 원인이었다.

어떤 사람은 너댓살 때에 아버지가 돌아가시고 없을 때 또는 아버지가 집을 비울 때, 외간 남자와 성관계를 하는 것을 감지, 목격을 하고 고통에 못 이겨서 정신병이나 심한 노이로제에 걸렸다.

옛날에 어떤 대학생이 정신분열증으로 입원한 일이 있는데, 퇴원을 하면 곧 재발을 할 것 같아서 가족 치료를 해야겠다고 어머니에게 아버지를 모시고 오라고 했더니 부모는 10년째 별거 중이라고 했다. 환자의 병의 원인은 어릴 때 아버지의 외도로 밖에서 난 딸을 집으로 데리고 와서 매일같이 부부 싸움을 해 어린 가슴에 상처와 부담을 주어서 정서적으로 성숙하지 못해 청년기에 정신병이 발병했던 것이다.

아버지를 모시고 오라고 하자 처음에는 어머니가 난색을 표명하더니 곧 아버지와 같이 와서 가족 치료를 받게 되었다. 이렇게 해서 환자 치료가 하나의 장애를 없앨 수 있었고 10년 동안이나 별거하던 부부 사이가 가까워졌다.

그런데 환자 치료가 진척이 되고 부부 사이가 좋아져서 마음의 여유가 생기니 시집간 딸 걱정을 했다. 환자의 누이가 시집을 가서 사는데 돌 전의 아이도 있고 남편은 기독교 신자로 술, 담배도 안하고 퇴근하면 곧바로 집으로 오는 데도 불구하고 남편이 출근해서 집으로 돌아올 때까지 남편이 다른 여자를 만나고 있지 않나 해서 불안하고 초조해서 못 견딘다는 얘기다. 그래서 한번 데리고 오라고 하자 어머니가 딸과 아기를 데리고 왔다. 아기는 침대에 눕혀 놓고 환자와 어머니, 누이 셋이 얘기를 시켜 보니 다음과 같은 사실이 드러났다.

환자의 누이는 고등학교 때 아버지가 아침에 일어나서 운동을 하거나 역기를 들면 '저렇게 기운을 키워서 바람을 피우려고 하는구나' 하고 싫어했다고 한다. 그러니 이 딸은 세상의 모든 것을 남자의 외도와 관련해서 보고 있었던 것이다. 아버지가 다른 여자와 관계 갖는 게 싫어서 남편도 술, 담배도 안 하고 여자관계에 흥미를 갖지 않는 남자를 골랐던 것이다. 남편도 아버지가 바람을 피워서 가정불화로 고통을 받았기 때문에 아버지와 반대의 삶을 살고자 작정을 하고 실천하고 있는 사람이었다. 이런 남편인데도 불구하고 아내는 자기 눈에 보이지 않는 곳에 남편이 있으면 다른 여자와 만나고 있지 않나 하는 의심으로 매일같이 불안·초조에 시달리고 있었던 것이다. 이런 얘기를 주고 받는 사이에 누이는 자기가 남편을 의심하는 원인을 깨닫고 자기도 계속 이 의심에서 벗어나지 못하면 오빠처럼 정신병이 된다는 나의 경고를 받고 가족 치료를 서너 번 받고 나서는 남편에 대한 의심이 싹 가셨다.

남편을 의심하는 의부증(疑夫症)은 그 환자의 병의 뿌리와 남편의 성격이나 환경 여부에 따라서 평생 안 고쳐지는 사람도 있고, 이 경우처럼 쉽게 없어지는 사람도 있다. 아버지의 외도로 인한 부부의 불화는 자녀들의 일생을 망치는 심한 상처가 된다. 옛날 사람들은 칠거지악(七去之惡)에서 투기를 중요시했고, 왕비도 투기로 내쳐져서 사약을 받아 죽고 자녀를 망쳤던 역사를 연산군의 예로서도 볼 수 있다.

어떤 사람은 만석 집안의 장손으로 태어나서 온 집안 식구의 사랑을 받다가 어머니가 장티푸스에 걸려 해방 전 특효약이 없을 때 친정에 1년 동안 가 있었다. 이 사이에 아버지가 다른 여자를 끌어들이더니 아이를 때려서 다른 방으로 내쫓던 그때의 굴욕감·열등감·적개심에 계속 사로잡혀 있는 경우도 있다. 이때 나이가 3~4세경이었다. 어떤 이는 4살경에 전염병으로 어머니와 자기만 빼놓고 아버지와 형제들이 일시에 세상을 떠나고 나서 새벽에 친구의 아버지가 어머니와 잠자리를 같이 한 후 싸리문을 나가는 것을 보고 이때 느낀 감정이 풀리지 않아 고민하다가 50대에 와서 우울증으로 터진 경우도 있다.

이렇게 볼 때 외도를 한 본인은 별로 상처를 입지 않는데 자녀는 너무나 큰 상처를 입는다. 이것은 자녀는 부모 특히 어머니 없이는 못 산다는 의존심, 아직 독립할 힘이 없을 때 당하는 일이기 때문이다. 이런 의존, 즉 정서적으로 분리·독립이 안 되는 것이 불교에서 말하는 중생이고 의학에서 말하는 정신 불건강, 인격의 미숙, 정신병, 노이로제다.

아내가 결혼 전이나 후에 다른 남자와 성관계가 있었다는 것을 알고 충격을 받아서 고통을 못 이겨 병이 되거나, 알콜 중독·마약 중독이 되는 경우도 아내에게 지나치게 의존하는 정도가 어린 아이가 어머니에 대해 의존하는 정도와 같기 때문이다.

정신 건강은 의존을 벗어나서 정서적으로 독립을 성취하는 것이고, 이것이 수도의 목표이고, 무상정등각(無上正等覺)의 경지다. 배우자의 외도에 어떠한 반응을 하는가 그것이 그 사람의 정신 건강의 척도가 되기도 한다.

정신병의 치료와 가정

작년에 작고한, 나의 대선배였던 정신과 의사가 옛날에 학생들에게 정신과 의사의 신세 한탄 비슷한 것을 얘기한 것을 학생들을 통해 들은 일이 생각난다. 외과 의사는 수술 한번 해 주어도 평생을 생명의 은인이라고 하며 고마워하는데 정신과 환자는 길에서 만나도 외면을 하고 아는 척도 않는다는 것이다. 이런 일은 특히 전기치료나 약물요법만을 주로 받은 경우에 그렇다. 첫째 정신과 의사를 안다는 것을 남이 알면 자기가 정신병 환자였다는 것이 탄로가 날까 봐 두렵고, 의사에 대해서 별로 친근감도 없을 뿐만 아니라 때로는 적대적인 감정을 가지고 있는 경우도 많다. 그러나 정신 치료를 해서 효과를 본 환자의 경우에는 내가 모르고 지나가도 "선생님!" 하면서 길에서 반갑게 인사를 한다. 이런 경우에는 의사에 대한 감정이 좋고 고맙다는 생각이 있기 때문이다. 그러나 정신 치료를 받은 환자라 하더라도 의사에 대한 전이(轉移) 감정이 적대적인 상태에서 치료를 중단했을 경우에는 평생 그 의사를 욕하고 다니는 경우가 있다.

나에게 정신 치료를 받고 있는 환자들 중에 때로는 반수 이상의 환자의 가족은 나를 적대시하거나 원망을 한다. 정신병의 원인이 부모 형제나 배우자나 가까운 집안 사람들에 대한 사랑과 미움의 감정이 정리되지 못해서 생기는 것이기 때문에 치료 도중에 그러한 감정이 격화될 때에는 의사가 싸움을 붙인다고 가족은 생각한다. 얼마 전에 어떤 사람이 8년 전에 정신병에 걸려서 입원도 하고 모 의과대학 병원의 레지던트에게 3년 동안 치료를 받았는데 치료의 효과를 보았으나 여전히 공포·불안·망상이 떨어지지 않아서 내게 처음에는 일주일에 한 번 나중에는 이 주일에 한 번씩 치료를 받다가 많이 좋아졌다. 이 환자는 이제 겨우 망상을 벗어난 상태로 지금이 병을 근본적으로 치료할 수 있는 토대가 마련된, 말하자면 식물 같으면 겨우 싹이 돋아 오르는 시기이고 이 싹을 잘 가꾸어 가면 절대 재발하지 않을 수 있는 중대한 시기였다. 그래서 조금이라도 이상하면 곧 연락을 하라고 일러 두었다.

몇 해 전에 모 의과대학을 다니던 학생이 나에게 3년 동안 정신 치료를 받은 일이 있다. 이 학생은 위로 누이가 둘이 있고, 동생도 없는 외아들이었고 아버지는 의사였다. 이 학생의 경우도 원인이 부모와의 정서적인 관계, 말하자면 부모와 의사소통이 전혀 되지 않는 데서 발생한 문제였다. 그래서 처음부터 부모를 모셔 오라고 해도 부모가 잘 오지 않다가 아버지는 한 번 어머니는 두 번쯤 왔을 뿐 늘 부모는 치료를 반대하고 있었다. 사실 나는 부모와 관계가 좋아지도록 노력하고 있는데 부모는 모든 것을 아들을 위해 희생을 하고 있다고 생각하고 아들은 의사만 믿고 부모하고는 안 통한다고 하니 의사에게 질투심, 적개심이 솟구쳐 올라왔다고 볼 수 있다. 이런 경우에는 부모를 치료해야 하나 부모 자신이 자기의 잘못을 반성할 능력이 없기 때문에 이것도 저것도 불가능하다.

대부분의 노이로제 정신병은 식구 특히 부모나 배우자의 협력없이는 치료되기가 어렵다. 원인이 거기에 있기 때문이다. 전기치료나 약물치료만으로는 완치가 되지 않기 때문에 환자에 대한 정신 치료나 가족 간의 이해와 대화 관계를 개선하는 가족 치료가 필요하다. 내가 봐서 환자는 고칠 수가 있는데 가족을 어떻게 할 수가 없어서 성공을 보지 못하는 경우가 많다.

치료에 성공한 경우로 고등학교 때 발병해서 현재 전문의가 되어 곧 외국 유학을 가게 된 사람이 있다. 이 사람의 아버지도 의사인데 자기 문제에 대한 통찰은 약하지만 정신과 의사인 나를 믿기 때문에 치료가 그 정도로 가능했던 경우다. 이렇듯 정신병의 치료는 환자의 신뢰만 가지고는 완치가 어렵고 의사가 환자 가족의 신뢰도 얻어야만 치료를 성공시킬 수 있다.

집과 정신 건강

예부터 유교에서는 수신제가치국평천하(修身齊家治國平天下)를 가르쳤다. 수신이란 자기 마음을 속이지 않는 것, 성실하고 바른 마음을 가지는 것을 근본으로 삼았다. 또한 효로써 천하를 다스리는데, 효는 부모에게서 받은 육체를 손상하지 않는 것이 시작이고, 도를 닦아서 인격을 성숙시키고, 이름을 알려 부모를 빛나게 해 드리는 것이 효의 끝이라고 하고 있다.

『효경』에서 말하는 효는, 자기 자신의 몸과 마음을 손상하지 않고 잘 보존하고 단련하고 발달, 성숙시켜서 요사이 말로 하면 신체적, 정신적 사회적인 자기실현 내지 자기완성을 말한다. 그럼에도 불구하고 일부 지식인들은 효란 거꾸로 자기를 죽이고 부당한 부모에 굴종하는 것으로 잘못 이해한다. 또 나이만 먹었지 마음이 자라지 못한 미숙한 부모는 자식이 부모에 봉사하는 것만을 효로 생각하고 자신의 부모에게 효도하는 것을 망각한다든지, 부모로서 자식을 사랑하고 아끼고 봉사하는 것이 효라는 것을 모른다. 형제나 친척, 이웃, 심지어 타민족, 삼라만상에 대한 사랑도 효라고 할 수 있다. 왜냐하면 바른 효를 갖춘 사람은 마음가짐이 그렇게 되기 때문이다.

효의 목표나 수신의 목표가 심신의 단련, 인격의 성숙이고 따라서 가정이나 사회에 봉사하는 것이므로, 효는 곧 정신 건강을 의미하는 것이다. 효는 좁은 의미로는 부모에 대한 효이지만, 넓은 의미로는 자기 인격을 성숙시켜 가정과 사회에 봉사하는 것이다. 공자도 효제(孝悌), 즉 부모 형제 관계를 바로 하는 것이 인(仁)의 근본이라고 했듯이 인격의 성숙은 주로 가정에서 기초가 닦인다. 요사이 서양의 정신의학, 심리학, 문화인류학에서도 사람의 사회관계는 자랄 때 가정 내부에서의 가족 관계에 의해 결정된다고 한다. 심지어 국제간의 분쟁도 개인의 가족 관계의 잘못에서 연유된다고 주장하기도 한다.

실제 정신과 의사가 환자를 치료해 보면 이것이 얼마나 정곡을 찌른 말인가 하는 것을 현미경처럼 정확하게 볼 수가 있다.

전에 정신 치료를 받다가 중단한 대학생이, 대학교 4학년인 자기 막내 동생이 불안해서 미칠 것 같다고 말해서 내게 데리고 왔다.

이 학생의 경우 지방의 중소 도시에서 아버지는 군인 생활을 하고 어머니는 시장에서 가게를 하고 있었다. 그때에는 가게 2층이 집이라 늘 어머니하고 떨어지는 일이 없이 살다가, 초등학교 2학년 때 부모가 자녀들의 공부를 위해서 서울로 올라왔다. 처음에는 친구들도 집으로 데리고 와서 놀고 별로 불만없이 지냈으나 초등학교 3학년 때부터는 부모가 집 장사를 해서 종일 집을 비우기도 하고, 부부 싸움이 잦아져 언제 돌발적으로 싸움을 하게 될지 몰라 창피하다고 친구를 집으로 데리고 오지 않았다. 더구나 서울에서 제일 유명한 덕수 학교에 전학을 보냈기 때문에 다른 아이들이나 그네들의 부모,

집안과 비교가 되어 더욱 열등감을 느끼고 학교에서나 집에서나 고독에 빠져 식구들 특히 어머니와 형들을 죽이고 싶은 감정에까지 빠지게 되었다. 막내 동생은 이렇게 해서 점점 소외감을 느끼게 되었다.

공부를 잘한다고 4형제 중에서 사랑을 독차지하고 있다고 생각했는데 초등학교 4~5학년부터는 바로 위에 형이 그림을 잘 그린다고 인정을 받아 형과 어머니가 더욱 미워지고 소외감이 더해졌다. 중학교 2학년부터는 소외감을 견딜 수가 없어 스스로가 남보다 잘났다고 생각하면서 고립되는 것을 오히려 자랑으로 생각하게 되었다.

이렇게 되니 고등학교 때는 공부도 잘 안 되어 원래는 입학하기 제일 어려운 대학교의 법학과를 갈 수도 있었으나 못 가고 그 다음 가는 대학의 법학과에 입학했다. 그런데 학문을 하느냐 사법고시를 치느냐 고민을 하다가 친구에게 고시보다는 학문을 하겠다고 했다. 그러나 학문을 하려고 해도 불안하고, 고시를 치려니 이미 공언을 해 놓아 친구의 눈치가 보여 갈등을 이기지 못하고 미칠 것 같은 상태에 빠져 병원을 찾게 된 것이었다. 그는 어머니가 어려서부터 늘 판사가 되라고 했기 때문에 고시를 포기할 수 없었던 것이다.

치료를 진행하는 과정에서 밝혀진 것은 그 병이 부모가 자주 싸우고, 집에 없고, 친구를 잘 사귈 수 없고, 어머니의 사랑을 독점할 수 없어서 생긴 것이었다. 어머니의 사랑을 독차지했던 때로 되돌아가고 싶은데 되지 않으니 병이 났던 것이다. 이 점은 모든 노이로제에 공통적이다. 불가(佛家)에서 모든 인생의 고통은 어머니 뱃속으로 들어가려고 하는 데서 온다고 하는 것과 일치한다.

현재 이 학생은 자기 마음의 진실에 직면할수록 잘났다는 생각은 없어지고 열등감을 더 느끼는 단계에 있다. 열등감의 원인을 깨달아 그렇게 느낄 필요가 없으며, 아직도 어머니에게 매달려 있다는 것을 깨닫고 어머니에게서 독립을 해야 한다. 앞으로 부모에게는 필요한 돈을 공급받는 것 이외에는 기대할 것이 없다는 것을 깨닫고 정서적으로 독립이 되면 치료를 마치게 된다.

환자를 치료 하다 보면 모든 환자의 발병 원인이 가족 관계, 특히 부모, 그중에도 어머니 또는 배우자와의 관계가 잘못되어서 병이 났다는 것을 알 수 있다. 이 가족 관계가 잘되어 있는가는 어른이면 직장에서 퇴근할 때 빨리 집에 가겠다는 생각이 나느냐 그렇지 않느냐에 있고, 학교에 다니는 학생도 역시 수업이 끝나고 빨리 집으로 가고 싶으냐 그렇지 않으냐에 달려 있다. 직장인이 퇴근할 때 집으로 돌아갈 생각이 안 나는 것은 식구들이 자기를 반겨 주지 않거나 마누라의 바가지가 심하거나 어른들을 모시고 있으면 고부간의 갈등, 자녀들의 불평등 등의 문제가 기다리고 있기 때문에 발이 딴 곳으로 옮겨진다. 이런 문제가 있는데 해결도 못하고 다른 출구도 찾지 못하면 병이 된다.

이 학생의 경우도 마찬가지다. 집에서 반겨 줄 사람이 없거나 겉으로는 반겨 주나 자기를 이해해 주지 못할 때는 집으로 돌아가지 않고 같은 처지에 있는 아이들과 어울려서 비행 청소년의 길로 흘러가게 된다.

집이란 사람을 만들어 내고 세계 평화를 좌우하는 곳인 것이다.

대우받으려고 하지 마라

사람이 어머니 뱃속에서 할 수 있는 것은 어쩌다 몸을 움직이고 소리를 좀 듣는 정도이고 어머니의 피가 태반을 통해서 실어다 주는 산소나 양분을 그저 받기만 할 뿐이다. 자신의 힘으로는 살아갈 수가 없다.

어머니 뱃속에서 나와서부터는 자기가 할 수 있는 일이 조금씩 늘어나기는 하지만 아직도 어머니나 그 밖의 어른들의 보살핌, 사랑 없이는 살아남기가 실로 어렵다고 할 수 있다. 그렇기 때문에 어떤 사람이 성장해서 독립된 한 인간으로서 어린이나 노약자를 사랑하고 보살필 수 있게 되기 위해서는 어려서 사랑과 보살핌을 받는 것이 지극히 당연하며 정상적이고 건강한 것이다. 그러나 사람이 성장하고 어른이 된다는 말은 어른이 되기 전에는 도움을 받아야만 되었던 일도 이제 자기 힘으로 할 수 있게 되면 도움에 의지하지 않고 스스로 하게 되는 것을 말한다. 예를 들면 손을 잡아 주어야만 발을 옮길 수 있었던 것이 손을 잡아 주지 않아도 혼자서 발을 옮길 수 있게 되는 경우처럼 말이다.

사람이 성장하고 성숙하게 된다는 것은 지극히 간단한 말인 데도 불구하고 실제에 있어서는 그렇게 간단한 일만은 아니다. 최고로 성숙한 사람을 부처니 성인(聖人)이니 하지만, 그것이 그렇게 실제로 있을 수 있는 것일까? 그러한 성숙도에 얼마나 더 가까운지가 문제이지 사람들에게는 다 미숙한 부분이 있기 마련이다. 그래서 불교에서는 사람을 중생이라고 한다. 중생이란 미숙한 사람, 덜 익은 사람, 철이 덜 든 사람, 어린 사람, 대우·사랑·관심받기를 좋아하는 사람이다.

사랑이나 관심, 대우나 인정, 칭찬을 받고자 하는 마음이 줄어들고 남에게 관심을 가지고 남의 사정을 살피고 알며, 사랑하고 돕고 보살피는 마음이 느는 것이 부처님이 되는 것이다. 최고의 경지인 부처님은 받으려는 마음이 없는 자비로 충만해 있는 것이다. 이것이 열반·해탈·무아의 경지다. 다시 말해서 도를 닦는 목표는 관심을 끌려고 하거나, 사랑이나 인정, 대우를 받으려는 마음을 줄여 나가는 것이다. 서양 정신 치료의 목표도 이와 마찬가지이다.

나 자신의 경우로 미루어 볼 때 20대 초 고향을 떠나 객지에서 또 모교가 아닌 대학에서 생활하면서 실제로는 나와 같은 처지에 있는 사람보다 인정과 사랑을 많이 받고 있으면서도 또 이런 사실을 알면서도 마음에 불만을 가지고 있었다. 그때 깨달은 것은 자신에게도 그러한 의존심, 어린애 같은 마음이 있다는 것이었고, 남으로부터 대우를 받든 그렇지 못하든 간에 이 또한 자기 자신이 만들어 낸다는 것을 알았다.

남에게 푸대접받기 싫으면 푸대접받을 짓을 하지 말아야 하고, 정당한 대우를 해 주지 않으면 그런 대우를 받지 못하겠다는 표시를 해야만 상대방도 그런 대우를 하지 않는다는 것을 알았다. 물론 그 당시에는 대우받으려는 것 자체가 '노이로제'의 근본 원인이 된다는 것을 알지 못했으나 이제는 자업자득이라는 것을 알게 된 셈이다.

근래 나에게 공부를 배운 50살 전후의 네 사람이 같은 기관에 근무하고 있는데 그중의 제일 선배되는 사람은 장(長)의 위치에 있고 그보다 나이가 아래인 세 사람은 그 밑에서 일하고 있다. 그런데 세 사람이 술을 마시면서 자주 불만을 터트린다는 것이다. 셋 모두가 과거에는 장(長)의 위치에 있었던 사람들이었는데 실직한 상태였다. 그런데 현재 장의 위치에 있는 사람이 현재의 직장에 취직을 시켜 주었던 것이다. 그러니 말하자면 은인에 대해서 반항, 심하게 말하자면 배반인 셈이었다.

작년 소풍 때에는 한바탕 소란이 벌어졌기에 올해 소풍에 참석해 달라는 부탁도 있고 해서 함께 가게 되었다. 소풍에서 돌아와 저녁 식사 중에 나는 세 사람을 보고 "장의 위치에 있는 사람이 형으로서 동생들에게 사랑해 주기만을 바라는 것이 아니냐."라고 물었더니 세 사람 모두 이에 동의하면서 마음의 구름이 걷히는 듯 표정이 밝아졌다. 이렇게 하여 세 사람은 기분이 풀렸는데, 이번엔 직장의 상사되는 사람이 '연령차'를 들먹이며 형 대우를 않는다고 불만을 토로한다. 그래서 나는 형이 할 일만 하고 대우받을 생각을 마라. 대우받을 생각을 않고 형이 할 일만 하면 자연 대우를 받게 될 것이라고 일러두었다.

여기에서의 문제는 아랫사람은 장의 위치에 있는 사람에 대한 지나친 기대와 이런 기대가 충족되지 않아 적개심이 생기고, 장의 위치에 있는 사람은 아랫사람들이 장의 대우를 잘 안 한다고 적개심이 생긴 것이다.

사실 이런 정서적, 즉 감정적인 문제는 무엇인가를 해 주고 안 해 주고 문제가 아니라 표정이나 태도가 문제인 것이다. 말하자면 가슴에 품고 있는 감정이 문제이다. 만났을 때 웃는 낯으로 대하거나 반갑게 인사를 건넨다면 별 문제가 없을 것으로 생각이 든다. 아랫사람이 대우를 잘 안 해도 자기가 해 줄 것은 잘 해 주고, 반갑게 대해 주며 상대방의 예의에 벗어난 행동에 반응을 하지 않으면 스스로 반성을 하고 고칠 것이라고 생각한다.

장의 위치에 있는 사람이 대우받으려는 마음이 있으면 아랫사람의 일거수일투족에 신경을 곤두세우고, 조금이라도 정중한 태도를 보이지 않으면 표정이나 태도가 굳어지고, 반가워하지 않으면 아랫사람이 신경이 곤두서서 자기를 좋아하지 않는다고 느끼고 적개심을 품게 된다. 윗사람 스스로 대우받으려는 마음을 갖지 않고 표정이나 태도에서 말이 부드럽게 나온다면 아랫사람도 윗사람이 자기를 싫어하거나 사랑하지 않는다고 느끼지 않는다.

이런 현상은 비단 직장에서의 대인 관계뿐만 아니라 그 외의 모든 대인 관계에서 나타난다. 부부와 부모 자식과, 형제 및 친구 간이 모두 마찬가지이다. 부부간에도 사랑이나 관심, 대우받으려는 마음이 강하면 강할수록 항상 긴장 상태에서 눈치만 보고 살아야 된다. 어떤 일에 마음이 사로잡혀 배우자에게 충분한 관심과 주의를 기울이지 않으면 자기를 싫어 한다고 오해를 사게 된다.

받으려는 마음이 강하지 않으면 어떤 걱정거리가 있지 않나 하고 어디까지나 상대방 입장에서 생각을 한다. 노이로제는 남의 표정이나 태도, 말이나 행동을 자기 자신에 대한 것으로 관계 짓는다. 건강한 사람은 어디까지나 그 사람 자신의 문제로 본다.

알고 지내는 사람이나 친구가 인사를 않고 지나치거나 이쪽 편에서 인사를 해도 받지 않을 때 대우받으려는 마음이 강하면 강할수록 무시당했다는 감정이 앞서 상대방이 나를 보지 못했다든지 내 말소리를 못 듣지 않았나, 무슨 생각을 골똘하게 하고 있지 않은가 하고 그 사람 입장에서 생각을 하지 못한다. 가정의 불화, 사회의 갈등, 국제적 분쟁의 근원도 바로 이 받으려는 마음을 가지고 서로 으르렁거리기 때문이다.

나는 노이로제나 정신병에 걸린 환자를 근본적으로 치료하기 위해 약이 필요한 환자에게는 약물 치료를 하면서 정신 치료를 하고, 약이 필요치 않는 사람은 약은 주지 않고 정신 치료만 한다. 정신 치료도 우선 마음만 편안하게 해서 증세만 없애 주고 깨닫게 도와주지 않는 지지(支持) 정신 치료를 해야 할 환자도 있고, 병의 뿌리를 깨닫게 해서 완치를 목표로 한 통찰(洞察) 치료를 해야 하는 환자도 있다.

지지를 해 가면서 환자의 근기(根機)에 맞추어 가능하면 깨닫게 도와주려고 한다. 깨닫지 못하고 사는 사람이 불교에서 말하는 중생이다. 깨달아도 마음에 박혀서 실천으로 옮겨지지 않는 경우가 대부분이다. 통찰 치료는 우선 깨닫게 해서 그 깨달음이 가슴에 박혀서 실천으로 옮기는 것을 되풀이하게 한다. 이것이 불교에서 말하는 습기(習氣)를 없애는 훈습(薰習)이다.

얼마 전에 모 의대의 전임강사로 있는 제자가 전화를 해서 선생님에게 보낼 환자가 있으니 시간 약속을 해 달라고 했다. 언제 시간이 있으니 그때 환자에게 직접 전화를 하라고 하자 며칠 후에 어머니와 서른이 다 되어가는 젊은 청년이 나타났다.

청년은 중학교 3학년 때부터 공부를 못해서 결국 원하는 대학에 못 가자 다른 대학에 입학해선 휴학을 하고, 군대도 못 가고, 아버지와 함께 생활을 못 하겠다고 하여 아버지가 아들 때문에 집을 나가 있다고 한다. 환자의 동생이 심리학 계통의 대학원에 다니는데 교수와 의논한 결과 내게로 오게 된 것이었다.

환자의 어머니는 사람은 좋아 보이나 초등학교 교육밖에 받지 못했고 아버지는 중학 교육을 받았다고 한다. 어머니는 그저 근래에 부모가 환자에게 잘해 준 얘기를 하면서 환자를 이해할 수 없다는 말만 되풀이하는 것이었다.

환자는 사뭇 화난 얼굴과 목소리로 아버지가 자기에게 어떻게 했는지를 쏟아 놓았다. 중학교에 와서 공부를 잘하니까 서울 법대를 가라고 사사건건 간섭을 해서 밥상 앞에서도 눈앞에 있는 간장만 가지고 밥을 먹었다고 한다. 내내 큰소리로 어머니를 제지해 가면서 아버지에 대한 억울함을 외친다. 다음에 오라고 하니까 자기는 이상이 없다며 말로는 오지 않을 것 같이 말한다. 어머니는 아들의 마음을 잘 읽지 못한다. 다시 말해서 공감을 못한다. 다음에 부모와 다 같이 오라고 해서 보냈다.

다음번에는 아버지와 대학원에 다니는 여동생과 셋이서 왔다. 여동생하고는 말이 잘 통한다면서 관계가 좋은 모양인데 아버지는 아들과 한 지붕 밑에서는 도저히 못 살겠다고 하여 아버지가 나가 생활하고 있다고 한다. 이 아버지도 사람은 성실해 보였다. 아들이 아버지가 자기에게 지나친 기대를 걸고 식사 때마다 간섭을 한다고 하니 아버지는 그가 스물다섯 살부터는 완전히 포기했다고 한다. 그래도 아들은 어릴 때부터 받아 온 간섭의 속박을 강하게 느끼고 있었기 때문에 수긍을 하지 않는다. 그러면서 아버지가 사업 자금을 주면 돈을 벌겠다고 하니 아버지는 전에도 500만원을 날리지 않았느냐고 한다.

나는 아버지에게는 일체 간섭을 말라고 하고 본인에게 현재는 간섭이 없어도 과거에 받은 간섭과 부담이 계속 자기의 일부가 되어서 작용하고 있으니 가족 치료 이외에 따로 개인 치료를 받아야 된다고 다음에는 혼자 오게 했다.

세 번째는 본인 혼자 나타났는데 이번에는 전혀 흥분한 기색이 없고 조용하다. 아버지의 기대는 초등학교 전부터라고 한다. 어려서부터 아버지나 친척들 사이에서 자기는 특별한 기대를 받았고 어려서부터 서울 법대에 들어가라는 말을 듣고 자랐다고 한다. 무엇이 잘못되어 있어도 잘못은 형이나 동생이 한 것으로 알고 형이나 동생을 나무랐지 자기를 나무라는 일은 없었다고 한다. 대학을 다닐 때 마당에서 역기를 들고 있으면 방 안에서 아버지가 보고 있다가 환자가 시선을 의식해서 돌아보면 커튼이 흔들리는 것이 보이더라는 것이다.

환자는 항상 자기가 아버지의 관심의 초점이요, 감시를 당하고 일거수일투족을 간섭받는 기분으로 살아왔다는 것이다.

어려서는 자기가 특별 대우를 받고 있다고 느낄 때, 일면 만족스러웠기 때문에 계속 그런 위치를 지키기 위해서 어린아이답게 행동하는 것을 억제한 결과 성숙하다는 말을 들었다고 한다. 이렇게 스스로를 억압하다가 자아가 싹트는 중학교에 오자 조금씩 반항이 고

개를 들기 시작해서 지금까지 계속하고 있는 것이었다.

노이로제나 정신병은 이 청년과 같이 부모와 자녀가 같이 공감을 하지 못하기 때문에 생기는 것이다. 아버지가 그러면 어머니라도 아들의 마음을 알아주면 좋은데 어머니도 한 뜻이 되어서 환자를 몰아부친다고 한다. 이 부모들은 다른 많은 부모들과 마찬가지로 아들에 대한 사랑과 관심이 지나치다. 부모가 주는 사랑을 아들이 싫어한다면 아들의 마음을 편안하게 해 주어야 하는데 그것이 안 된다. 안 되는 이유는 부모의 욕심이 너무나 커서 아들의 마음을 못 보고 있기 때문이다. 불교에서는 무명이라고 말하며, 유교에서는 인욕지사라고 말한다.

이런 환자를 고쳐 주기 위해 정신 치료를 하는 사람이, 환자의 부모뿐 아니라 아무도 알아주지 못하는 환자의 마음에 공감을 해서 거기에 대한 적절한 반응을 보이면 환자가 자라고 성숙하고 자기를 구속하는 쇠사슬로부터 풀려나오게 된다.

그러기 위해서는 환자의 욕구나 마음을 완전히 이해는 하더라도 욕구를 모두 충족시켜 주어서는 안 된다. 성숙에 대한 욕구를 충족시키는 것이다. 이 청년이 사업을 하겠다고 하면 사업 자금을 대 준다고 되는 것이 아니라 왜 사업을 하려고 하는지 자기의 마음을 깨닫게 도와주는 것이라 할 수 있다.

남의 마음을 내 마음으로 느끼는 공감이라는 것은 말은 쉬우나 모든 부모나 치료자, 교육자, 정치가에게 쉬운 일은 아니다. 화초가 시들한 것을 보고 물을 안 주는 사람은 공감하는 힘이 약하다. 아이가 학교에 오지 말래도 막무가내로 학교에 가는 어머니도 마찬가지다. 왜 싫어하는가를 알려고 해야 한다.

공감이 안 되는 원인은 자신의 문제, 욕심, 사랑의 부족, 즉 미운 마음 때문이다. 최고의 치료자는 부처님이나 성인이다. 부처님은 사랑과 미움을 초월한 자비심에 가득 차 있기 때문에 사람뿐만 아니라 삼라만상에 공감적인 반응을 한다. 성인도 인(仁)에 가득 차 있기 때문에 완전한 공감적 반응을 하게 된다.

부처나 성인의 공감을 성숙에 대한 욕망에 비유한다면, 자신의 욕망에다 불을 질러 사람을 조롱하고 선동하는 욕망에만 공감하는 것은 악마의 공감이다. 여기에는 자비나 인(仁)이 없고 파괴만이 있을 뿐이다. 요새 말하는 공작 정치나 선동 정치는 바로 여기에 해당된다.

부부 사이의 사랑

20년 전에 의처증(疑妻症)과 의부증(疑夫症)으로 아내나 남편을 살해하는 사건이 잇따라 발생해서 대대적으로 보도된 적이 있었다. 모 종합지에서 의처증과 의부증에 대해서 계몽해 달라고 부탁해서 글을 쓴 일도 있었다. 어떤 판사는 내 글을 읽고 여태껏 자신이 재판을 잘못했다는 것을 깨달았다고 하더라는 말을 제자로부터 들은 일도 있었다. 얼마 전에는 젊은 부인이 남편의 재산을 노리고 청부살인한 사건이 발생해서 세상 사람들을 놀라게 했다. 부부 관계란 한 개인으로 본다면 부모와의 관계와 맞먹는 정서적으로 가장 중요한 인간관계다. 모든 인간관계의 근원이 여기에서부터 비롯되고 부부 관계뿐만 아니라 형제, 친구, 윗사람, 동료, 아랫사람 등 모든 대인 관계를 좌우한다. 아이들은 부모의 부부 관계가 화평한 것을 가장 좋아한다. 부모 사이가 좋지 않으면 자녀들의 마음은 무거워지고 여기에서 자녀들의 여러 가지 문제가 생긴다.

이렇게 중요한 부부 관계가 원만하기 쉽지 않듯이 부모와 자녀와의 관계도 쉽지 않다. 부부나 친자나 다 같이 정서적으로 의존하는 관계이기 때문이다. 형제나 친구나 어떤 대인 관계에서든지 상대방에게 무엇을 바라는, 다시 말해서 나의 어떤 욕구를 상대방이 채워 주길 바라는 관계에서는 항상 어려움이 따른다. 욕구가 잘 채워지면 관계가 원만하고 그렇지 않으면 관계가 원만치 못하게 된다. 비교적 건강하고 성숙한 사람 사이에는 별로 갈등이 있을 수가 없다. 서로가 상대에게 무엇을 기대하고 무엇을 기대할 수 없다는 것이 분명하고, 또 자기가 상대편으로부터 어떤 기대를 받고 있고 자기가 해 주어야 할 것이 무엇인지 분명하고, 해 줄 수 없고 해 주어서는 안 되는 것이 분명하다.

그러나 정신이 건강하지 못한, 인격이 미숙한 사람은 이것이 분명치 않기 때문에 문제가 생긴다. 바랄 수 없는 것을 바라고 자기가 마땅히 해야 할 것을 안 하기 때문이다. 어떤 처녀는 친구나 남자를 사귀면 자기를 떠나지 않을까 하는 불안 때문에, 친해지면 스스로 관계를 끊는 버릇이 있었다. 이 처녀는 한 남자와 과거 1년 가까이 교제를 해 오던 중 머지않아 결혼을 하기로 본인들뿐 아니라 양쪽 집에서도 결정을 했다. 처녀 집은 부유한 편이고, 남자 집은 가난해서 집에 전화도 없었다. 남자는 퇴근할 때 여자에게 사무실 전화로 연락을 하거나 아니면 집에서 5분쯤 걸어서 공중전화에서 전화를 해야 하는 형편이었다.

그래서 평소에도 처녀 쪽에서 불만이 전화를 걸어 주지 않는 것이었다. 주말이 되면 일요일에 같이 등산을 하는데 남자 측에서는 집에서 쉬고 싶은데도 할 수 없이 의무적으로 같이 등산을 하는 때가 있었다. 최근 어떤 공휴일에 같이 놀러 가기로 약속을 했는데 그날 아침에 약간 보슬비가 내리자 남자가 아침 8시에 전화를 걸어서 비가 오는데 갈 것인가를 물었다. 그랬더니 여자는 날씨를 보고 가든지 말든지 하자면서 9시에 다시 전화를 걸라고 했는데 종일 기다려도 전화가 오지 않고 다음날 오후에 남자로부터 전화가 왔다. 왜 전화를 걸지 않았느냐고 물었더니 깜빡 잠이 들어 깨어나 보니 12시가 되어서 놀러가지도 못할 것이고 전화를 걸어도 화를 낼 것 같아서 전화를 걸지 않았다고 했다. 이 말에 처녀는 완전히 질려 버려서 그 후부터는 남자에게 아무런 기대와 요구도 하지 않게 되었다. 그랬더니 남자 측에서 전화를 걸어서 식사를 하자는 등 놀러 가자는 등 하며, 전에는 말이 별로 없고 자기 얘기를 잘 하지 않았는데 이제는 많이 한다고 한다. 그러면서 여자보고는 전과 달라졌다며 차라리 그전이 낫다고 했다고 한다.

이 경우는 여자가 불안해서 남자에게 요구가 지나쳤기 때문에 남자가 자발적으로 여자에게 해 줄 수 있는 기회를 여자가 박탈했다고 볼 수 있다. 남자는 즐거움 보다 부담으로 느끼고 항상 여자에게서 어떤 불평이 나오지 않을까 전전긍긍한 상태에 있다가 여자로부터 일체 요구가 없으니 스스로 궁금해서 전화를 걸고, 식사를 하자는 등 전에는 없던 말이 쏟아져 나오더라는 것이다.

이 처녀의 경우처럼 사랑을 요구하고 안 해 준다고 책망만 하면 남자는 항상 불안해서 오로지 상대방의 요구에 응할 뿐 어떻게 해 주어야겠다는 마음이 생길 여유가 없어진다. 물론 오순도순 자기 이야기를 할 여유도 없고 전화를 걸려고 해도 또 무슨 책망이 떨어지지 않을까 하고 꺼려진다.

부부의 전 단계에 있는 이 젊은 한 쌍처럼 부부 사이에 있어서도, 또한 쌍방이 너무 요구가 많을 때에는 무엇을 해 주어도 스스로 해 준 것이 아니기 때문에 아내 쪽에서 보면 남편이 자기가 요구하지 않으면 아무것도 해 준 것이 없다고 느낀다.

또 이런 여성은 자기가 요구해서 받은 것은 받은 것이 아니고, 요구하지 않고 남편이 알아서 해 줬어야 받았다고 느끼기 때문에 요구를 분명히 하지 않느냐. 그렇기 때문에 남편 쪽에서 요구를 알아내기가 어렵다. 가장 알기 쉬운 경우가 돈을 달라고 할 때 액수를 말하지 않고 알아서 달라고 하는 것이 예상했던 것보다 많이 주기 전에는 적다고 화를 내거나 그까짓 돈은 필요없다고 던져 버린다. 이것은 부부 사이뿐만 아니라 의존적인 경향이 강한 사람, 또는 계략적으로 돈을 많이 받아 내고자 할 때 사용하는 수법이다.

그러므로 정신분석적인 정신 치료나 도를 닦는 것은 이런 부당하고 충족될 수 없는 유아적인 사랑의 욕구를 줄이는 것이 목표다. 타인에게 기대하거나 바라지 않으면 일체의 대인 관계의 갈등이나 불만, 적개심이 일어날 수가 없다.

고등학교 때부터 정신분열병을 앓다가 나한테 와서 치료를 하다 보니 점점 좋아져서 대학까지 졸업한 후에는 자기가 처음 치료받던 의사에게 2년 이상 치료를 받고 나니 이제는 시집도 가고 좋다고 했다. 그런데 결혼 후 한 달도 못 되어서 상태가 나빠져 병원을 3년간 다니고 있다. 처음에는 매일같이 부부 싸움을 하고 가사도 제대로 돌보지 못하다가 정신 상태가 좋아지자 집안 청소도 잘하고, 빨래도 하고, 맛있는 음식을 해놓고 남편을 기다리고, 식후에는 과일을 깎아 주고 했더니 남편이 집에 일찍 들어온다고 한다.

그리고 일요일에도 아침부터 테니스만 치러 나간다고 부부 싸움을 했는데 이제는 일요일에 테니스 약속을 해놓고도 안 나가려고 할 정도로 집에 있기를 좋아한다고 한다. 조금만 자기가 남편에게 잘해 주면 남편으로부터 몇 배로 그 대가가 돌아온다는 것을 깨닫고 지금은 아들 둘을 낳아서 잘 기르고 있다.

이 젊은 부인처럼 자기 남편이나 식구들에게 봉사할 것은 망각하고 받을 것만 생각하면 부부 사이가 악화 일로를 걷게 된다. 자기가 남편이나 식구에게 마음을 써서 해 주면 남편으로부터 몇 배로 자신에게 돌아온다는 것을 경험하고 깨닫기는 간단하면서도 어려운 일이다.

강력범과 한국 사회

며칠 전에 오랜만에 지방엘 다녀왔다. 전에는 한 달에 한 번, 몇 년 동안은 한 달에 두 번씩 주말에 정신과 의사들을 지도하러 다녔다. 재작년부터 일이 많아지고, 서울에서 국제 학회를 준비하느라 틈이 나질 않다가 간신히 시간을 내어 학회 준비 관계로 지방에 내려갔었다.

옛날에는 승차한 아이들이 떠들고 의자 위에 올라가서 승객을 놀라게 해도 다른 손님들은 물론 부모들도 말리지 않았다. 가끔 내가 나무라면 어떤 어머니는, 할아버지 '이놈' 하신다고 아이를 단속했지만 그러지 않는 부모도 있었다. 그런데 최근에 와서는 그런 광경을 보지 못해 별로 신경을 쓰지 않았는데, 그날은 4~5살 되는 아이 서너 명이 소리를 지르며 통로를 달리는 것이었다. 나는 시끄럽고 어디에 부딪칠 것 같아 조마조마한 기분을 참을 수가 없는데 아무도 아이들을 말리는 사람이 없었다. 부모나 부모를 대신할 사람이 있을 터인데 그런 사람이 있는 것 같지 않아 보였다. 차장도 검표를 하면서 말이 없다가 아이들 좌석 근처에 이르자, 아기 어머니가 어디 있냐고 물었으나 대답을 듣지 못했다. 아이가 다치기라도 하면 어떡하느냐고 몇 마디하고는 언짢은 표정을 지으며 다음 칸으로 갔다. 그리고 나서 한참 동안은 조용한 것 같더니 또 다시 소란스러워졌는데 말리는 사람이 없어 내가 아이의 손을 잡고 조용히 타일렀다.

나는 아이들이 그렇게 떠들고 다른 승객에게 폐를 끼치고 있는 것을 조금도 개의치 않고, 자기 자식이 어떻게 되는 줄도 아랑곳없는, 그리고 승객들이 아무 말이 없는 차내의 광경을 보는 순간 바로 그날 신문마다 크게 보도한 청소년 강력범이 번개같이 머리에 떠올랐다. 바로 이런 환경에서 자란 아이들이 그런 범죄자라는 확신이 들었다. 아이를 제지하지 않는 부모나, 아이를 방치하는 어른들, 두려움이나 잘못했다는 생각이 없는 아이들, 이것이 오늘날 우리 사회의 축소도라는 느낌을 지울 수가 없었다.

우리나라의 금융 사고나 모든 부조리가 다 이런 데서 비롯된다. 사업이나 정치하는 사람, 노동자 할 것 없이 어떻게 보면 이런 아이들 이상으로 성숙이 안 된 것으로 느껴지는 사람이 많다. 모두들 말하는 것이 서너 살짜리 수준밖에 되지 않았다. 공정한 입장, 서로의 입장을 감안해서 얘기하는 것이 아니라 마치 어린애가 떼를 쓰는 것 같은 일방적인 요구만을 한다. 남이 어떻게 되든가 아랑곳이 없다.

대표적인 예가 건설 관계에서 치부하는 과정이 그렇다 하는 것을 어떤 친구가 나에게 말해 준 일이 있다. 부실 공사를 해서 다 부자가 되었다는 얘기다. 벼락부자, 벼락출세의 본보기밖에 눈에 들어오지 않고 착실하게, 꾸준히 성실하게 사는 사람은 바보로 보인다. 쉽게 들어 온 권력과 돈이기 때문에 헤프게 쓴다. 일전에 집도 제대로 있을까 말까 하는 젊은 영관급들이 구악(舊惡)을 일소하고 도탄에 빠진 민생을 구한다고 쿠데타를 일으켜 권력을 잡고는 구악을 뺨치는 치부를 해서 수십 억 수백 억의 자산을 모아 접대부에게 얼마짜리 수표를 뿌렸다고 신문에 보도된 일이 있다. 또 다른 일화는 사실인지 아닌지는 모르나 어떤 재벌은 여자에게 억대의 돈을 팁으로 준다는 말이 있다. 10대, 20대 강도는 이들을 모방한다고 볼 수 있다. 공통점은 절제가 없고, 죄책감이 없고, 타인에게 미치는 자기 행동의 영향에 대한 고려가 없는 것이다.

15년 전에 미국의 저명한 의과대학 정신과 주임교수로 있던 미국 교수가 서울에 와서 한 얘기가 생각난다. 미국 학생들은 교수 말을 안 듣고 어른 말을 안 듣는다고 하면서 청소년 범죄가 늘고 청소년의 정신장애가 늘어난다고 한다. 전공의를 3년간 교육을 해서 수련을 마치고 내보낼 때 교수들이 파티를 열어 주면 교수에게 감사하다는 말은 한마디도 없고, 그동안 내조를 해 준 아내와 그동안 대화를 나눈 동료 전공의에게만 감사하다는 인사를 하고 단상에서 내려간다고 하며, 의과대학 학생들도 강의를 듣다가 재미가 없다고 그냥 나가 버린다고도 했다. 그러면서 한국은 어떠냐고 묻길래 우리는 아직 그런 문제는 없다고 했더니 너희 나라도 곧 그렇게 될 터이니 두고 보라고 했는데, 지금처럼 강력범의 54퍼센트가 10대고, 40퍼센트가 20대라는 엄청난 숫자와 속도는 일본이나 미국을 능가하는 것이 아닐까 염려스럽다.

다른 나라에서는 이런 현상을 미리 예측해서 대책을 세우지만 우리나라에서는 정치나 경제, 모든 것이 눈앞에 불이 떨어져야 움직이지 연기나 작은 불 정도는 문제 삼지도 않는다. 공해에 대한 대책, 수출규제에 대한 대책, 일본에 대한 대책, 학생이나 교육에 대한 대책 등 모든 것이 즉흥적이고, 일시적이고, 장기적인 대책이 없다. 요사이는 불이 자주 떨어지기 때문에 좀 정신이 나서 종전보다는 나아졌지만 아직도 국가 백년대계란 관점에서 보면 거리가 멀다.

청소년 문제가 청소년만의 문제가 아니라 국가 전체의 근본적 병폐에 그 뿌리가 있다는 관점에서 대책 없이 절대로 해결될 수 없다. 공개 처형을 한다는 발상 자체가 청소년 문제를 일으키는 원인이 될 수 있지 않나 생각해 볼 문제다. 그들이 왜 그런 행동을 하게 되었는가 원인을 알아서 고치기 전에는 근본적인 해결은 있을 수 없다는 것을 명심하고 장·단기 대책 두 가지를 병행해야 할 것이다.

청소년 문제는 어른들이 좋지 않은 본보기가 되고, 청소년들에 대한 진정한 관심이 없고, 그들에 대한 진정한 애정이 없고, 부모나 학교 사회에서 사람을 만드는 것보다 공부나 출세를 앞세우는 교육 풍토에서 비롯된다. 이런 풍토에서 인간다운 인간이 줄어들 것은 뻔한 노릇이다. 성실하고 꾸준하게 가정과 사회 국가와 인류를 위해 봉사하는 사람이 존경을 받고 물심양면으로 대우를 받는 풍토가 되어야 하고, 벼락부자나 벼락출세가 없어야 되고, 있다 하더라도 선망의 대상이 아니라 멸시의 대상이 되는 풍토가 만들어져야 한다. 미국이나 일본, 우리나라에서도 어른이 없어졌다는 것이 청소년 문제의 큰 원인 중의 하나라고 생각된다.

뒤집어서 말하면 어른이 어른답지 않다고도 할 수 있다. 여러해 전에 유네스코 보고에서 남녀의 범죄가 같은 비율로 늘어난다는 것이 보도된 일이 있다. 쉽게 말해서 자라나는 어린이에게 자기 행동을 자율적으로 조정할 수 있는 능력을 길러주는 길은, 어린이가 해도 좋은 것, 해야 할 것, 해서는 안 될 것을 어른이 통제하는 데 있는

데 어른이 없음으로써 이런 통제가 없어진 것이다.

어른이 없으면 동시에 진정한 사랑도 못 받게 되는 것이다. 청소년 문제는 어른들이 좋은 본보기를 보여서 과거의 한국처럼 어린이나 젊은이가 전 국민의 아들딸로서 도처에서 사랑받고 도움받고 감독받는 것뿐이다.

여자들의 바람

나는 20년 동안 매주 한 번씩 젊은 정신과 의사들에게 정신 치료를 지도하고 있는데, 과거에는 주로 독서로 지도를 해 왔으나 최근에는 미국서 공부하고 온 교수들이 정신 치료 지도에 주력하게 되자 나에게도 독서보다 실제로 자기네들이 치료하고 있는 것을 지도해 달라고 간청을 해 왔다. 그것은 더욱 반가운 일이라 독서를 그만두고 실제를 지도하고 있다.

우연인지 아닌지는 몰라도 최근 다녀 간 두 환자가 다 바람난 여자였다. 그렇게 되니 요사이 여러 가지 이유로 바람나는 여자들이 많다는 사실이 머리에 떠올랐다.

두 환자 중 한 사람의 경우를 들어 보면 마흔 전후의 가정주부로서 남편은 사업을 하고 자녀들도 여럿 있었다. 친구들의 권유로 카바레에 춤을 추러 갔다가 젊은 제비족에게 걸려 500만 원을 뺏기고, 다시 그 제비족을 만날 수 없어서 병이 되어 정신과에 입원 치료 후에 퇴원해서 치료를 받고 있는 여인이다. 이 여인은 어려서 부모를 여의고 친척집에서 자랐다. 커서는 결혼한 오빠 집에서 눈칫밥을 먹다가 갈 데가 없어서 남편의 성격이나 기타 다른 면을 살펴보지도 않고 무작정 결혼을 했다. 남편이 자기 형제를 데리고 오고 돈도 잘 안 주고 하자 여자는 어려서부터 마음이 허전하고 사랑받고 싶은 욕구가 채워지지 않아 결국 비슷한 여자들과 어울리다 바람이 난 것이다. 그렇게 어렵게 모은 돈 500만 원을 빼앗겨서 못 잊고 병이 났던 것이다. 그런데도 자기에게 그렇게 잘 해 주었다고 계속 만나고 싶어하고 있었다.

이 경우 환자는 돈을 빼앗은 제비족을 만나고 싶은 마음으로 가득 차 있다가 왜 자기가 바람이 나게 되었는가를 깨닫자 남편이 알까 봐 불안한 마음에 사로잡히게 되고, 그 후에 고등학교에 다니는 아이의 입학시험의 뒷바라지와 남편이 잘해주자 우선 좋아졌다고 한다.

물론 옛날에도 여자의 바람이 없는 것은 아니었으나 바람은 주로 남자가 피우는 것으로 인식되었다. 해방 후에 외래 사조의 유입과 주체적인 문화를 세우는 마음가짐이 없어 해방 직후 가정법원에 제소되는 이혼소송의 사유가 40대 이후의 남편의 부정(不貞), 즉 바람 때문에 이혼 청구한 것이 대부분이었다. 그러나 오늘날은 20대 부부 사이에서 남편이 아내의 부정을 사유로 이혼을 제기하는 경우가 많다는 말을 들은 지 오래다.

대체로 남녀 간에 바람피우게 되는 공통적인 원인은 배우자에게서 사랑받고 싶은 마음이 충족되지 않기 때문이다. 쉽게 말해서 허전해서 바람을 피우게 되는 것이다. 배우자가 외국 유학이나 해외 근무, 형무소에 들어가 있다거나 해서 남녀 간에 바람이 나는 것은 흔히 있는 일이다. 만성병 혹은 심리적으로 배우자 구실을 못하고 있는 경우가 다 원인이 된다. 남자들의 경우 집에 오면 아내가 화만 내고 바가지만 긁고 남편에 대해서 무관심하게 굴 때, 부드럽고 관심을 주는 여성을 만나면 그 여성에게 쏠리게 된다. 여자의 경우도 마찬가지다.

문제는 자랄 때의 부모 형제 관계나 다른 경험 때문에 배우자가 사랑을 해 주어도 받지 못하고 바람이 나는 경우다. 즉 배우자가 상대방에게 무관심해서 바람이 나는 경우가 있고, 아무리 사랑을 해 주어도 사랑을 받을 줄 몰라서 바람이 나는 경우가 있다. 사랑받고 싶은 욕구가 너무 강해서 불가능한 것을 바라다 충족되지 않자 무관심하게 되어 오히려 상대방이 지쳐 바람이 나기도 한다.

또 남녀 간에 바람이 습관적인 사람도 있다. 소위 바람둥이, 요샛말로 플레이보이라는 것이다. 이것은 별로 허전할 이유도 없는데 이성만 보면 아무에게나 친절하고 관계가 쉽게 이루어지는 사람이다. 깊이 파고들면 이런 사람들도 건전한 가족 관계가 이루어지지 않아 인격 형성에 결함이 있는 것이 드러난다.

배우자가 바람을 피우면 상대방이 감지되기도 하고 꿈에 나타나기도 한다. 배우자의 마음이 자기에게 무관심하고 다른 이성에게 쏠리고 있다는 막연한 느낌이 꿈에 나타나는데 본인들은 그것을 뚜렷하게 자각하지 못하는 것이다.

몇 해 전부터 들리는 말이지만 아파트에 사는 30대 주부들이 낮에 남편도 자녀도 없는 사이를 틈타 물건 팔러 다니는 아주머니들의 중개로 바람을 피운다고 한다.

남녀 간에 공통점은 허전해서 바람을 피우게 되는 것이고, 다른 점은 여자는 남편에 대한 복수로 바람을 피우는 경우가 많다는 것이다. 이것은 속담에 '홧김에 서방질'하는 경우다. 여러 해 전에 내게 치료를 받고 있던 남자 교사가 이런 이야기를 들려줬다. 다른 동료 교사들 말이 밤 10시 지나서 남산에 가면 부부 싸움하고 온 유부녀들이 많은데, 여관에 가자면 쉽게 따라나선다는 것이다. 복수라는 것이 사랑해 주지 않는데 대한 복수의 뜻이다. 이것은 공부를 하고 있는 자녀들이 부모에게 적개심이 생겼을 때에 부모에게 복수하기 위해서, 일등인 학생을 낙제시킨다거나 학교에서 퇴학을 당할 일을 저지르는 것과 같은 심리다. 즉 부모가 가장 바라는 것을 망쳐 주자는 심리다. 어머니에 대한 미운 감정이 풀리지 않아 인물도 잘생기고 머리도 좋고 매력적인 처녀가 이 남자 저 남자에게 몸을 맡겨서 거리의 창녀처럼 되는 것도 어머니에 대한 최고의 복수, 어머니의 가슴을 아프게 하자는 것이다. 남편에 대한 유부녀의 복수는 다른 남자에게 몸을 맡기는 것이 최고라는 것도 이와 같은 심리다. 그러나 남의 마음을 아프게 하고 상하게 하자는 것이 목적이지만 자기 뼈를 깎아서 남의 살을 베는 것이라 결국은 자기 신세를 망치게 된다.

이와 같은 사랑을 받고자 하는 욕구가 지나치거나 충족이 되지 않는 데에서 병이 생기고 바람이 난다. 인격이 성숙하거나 정신이 건강하다는 것은 이렇게 남에게 바라는 마음, 사랑받고 싶어하는 마음이 줄어들어 남에게 베푸는 일을 실천하는 것을 말한다. 그러므로 정신 치료나 도를 닦는다는 것은 받고자 하는 마음을 줄이는 것을 말한다. 바라는 마음이 충족되지 않기 때문에 미움이 생긴다.

미움이 없는 사람은 남의 마음을 아프게 만들지 않는다. 자비만이 있다. 허전한 마음이 있으면 무엇인가 바라고 있다는 증거다. 혼자 있어도 허전함을 느끼지 않고 자유를 느낄 수 있다면 정신이 건강하고 인격이 성숙했다고 볼 수 있다.

사업과 정신 건강

나는 사업이나 정치하는 사람을 보면 전쟁을 치르고 있는 것 같은 느낌이 든다. 그래서 내 후배나 제자들을 보면서 전쟁을 같이 치룰 수 있느냐 없느냐를 가지고 평가의 기준을 삼을 수 있다고 생각을 한다. 이 말에는 여러 가지 의미가 내포되어 있지만 한 가지 면만을 지적해 볼까 한다.

한 10년 전이다. 모 대학교의 학생 상담실에서 학생들의 정신 건강을 위해서 과거 잡지에 실린 내 글과 다른 두 교수의 글을 복사해서 '현대의 정신 건강'이라는 표제를 붙여서 배포했다. 그랬더니 불티가 나게 나가고 또 새로 찍어 내야 할 정도의 요구가 있었다. 차라리 제대로 식자(植字)를 해서 인쇄한 책을 내놓은 것이 좋겠다고 결론이 나서 친구들이 출판사를 물색하고 있던 중 어떤 친구의 제자가 출판사를 하고 있어서 나에게 데리고 왔다.

대기실에 있는 사람을 본 순간 나는 그가 의존심이 높고 공짜를 좋아하는 성격임을 알 수 있었다. 과거에 어떤 책을 출판해서 6만 부가 팔려 돈을 벌었다가 망하고 다시 출판사를 시작했다는 얘기이다. 그래서 내가 관상을 봐서 또 망하겠다고 했더니 웃으면서 믿지 않으려는 눈치였다. 얼마 후에 친구와 출판사를 하는 그 제자와 셋이 매운탕을 먹으러 가서 지난번의 꿈을 기억해 보라고 했더니 그 출판사 사장은 두 가지 꿈을 얘기해 준다. 꿈을 들어 보니 모두 다 공짜를 바라는, 의존심이 강한 마음을 나타내고 있었다. 그래서 나는 그 친구에게 틀림없이 이번에도 망한다고 했다. 망하지 않으려면 정신 치료를 받아야 한다고 했더니 또 농담으로 웃어넘겼다. 그 후 이분은 내 책도 상당히 잘 팔리고 다른 책들도 상당히 많이 팔렸는데도 불구하고 파산하여 내 책조차도 1년 간 절판이 되어 지난 해 다시 조판을 해서 다른 출판사에서 나오게 되었다. 작년에 모 학회장에서 만나서 다른 교수들과 점심을 먹는데 그 사람은 내가 말한 대로 망했다고 했다. 다른 교수들이 정말 그랬느냐고 물으니 틀림없이 이 박사 예언대로 망했다고 했다. 그는 지금 박사과정을 공부하고 있다.

한 17년 전에 제자의 장인이 찾아온 일이 있는데 이분은 사업을 하고 있는데 학교교육은 초등학교밖에 받지 않은 분이다. 돈을 벌려고 하다가 사업에 실패하는 사람을 많이 보는데 왜 실패하느냐고 물었더니 의존심 때문이라고 한마디로 대답을 해서 놀란 적이 있다. 지금 경제인 단체의 장으로 있는 친구에게 물어보면, 사업은 반드시 망할 때가 있으니 자본이 있어야 한다고 말한다. 어떤 사업가는 사업을 하려면 자살의 고비를 적어도 세 번은 넘겨야 한다고 말하는 것을 텔레비전에서 본 일이 있다.

돈을 번다고 말하는 사람을 보면 자기는 돈을 벌려고 생각하고 있지만 옆에서 보면 돈을 많이 쓰고 싶다는 것이지 절대로 돈을 버는 것이 아니라 돈을 잃을 행동을 하고 있다는 것을 알 수 있다. 본인은 이것을 깨닫지 못한다. 이런 사람의 사업은 망하기가 십상이고 요행히 일시적으로 사업이 잘되더라도 결국은 실패로 돌아간다.

나와 아주 가까운 인척 관계에 있는 친구가 한창 돈을 벌고 있을 때에 이 친구의 부인에게 장차 사업이 실패로 돌아갈 것이라고 경고한 일이 있다. 이 사람은 6·25전쟁 전에는 공무원으로 있다가 부산으로 피난을 갔을 때 영어를 할 줄 알았기 때문에 미군 쓰레기를 처분해서 트럭과 지프차를 가지고 돈을 잘 벌고 있었다. 내가 부산에 갔을 때는 다방에 가서 차 한잔 대접할 줄도 모르고, 나와 같이 마산의 군의학교에 있는 친구를 만나러 갔을 때는 그곳에서 교관으로 있는 군의관 친구가 술값을 치르길래 나는 상당히 의아하게 생각했다. 그 후에 풍문을 들으니 자기 동창이 외무부에 있는데 돈을 주고 있었고, 내가 미국에 있을 때에는 망해서 혜화동에서 명동까지 걸어 다닌다면서 어떤 미국 의약품을 수입해야겠는데 돈이 없으니 송금을 해 달라는 편지가 왔다. 그래서 나는 요구대로 몇백 달러를 그 회사에 송금해 주었다. 그 후에 내가 귀국하니 명동에 조그마한 사무실을 차려 놓고 그 의약품 수입으로 톡톡히 재미를 보고, 우리나라의 고령토를 일본에 수출하고 있었다. 내가 모 의과대학 교수로 바쁜 나날을 보낼 때는 영문으로 된 의약품의 선전 자료를 번역해 달라고 하기도 했었다. 그리고 놀고 있는 동창을 자기 사업에 끌어들였다는 말이 있더니 점점 금전 사정이 악화되어 내 안사람에게 돈을 빌려 달라고 해서 남의 돈을 빌려 주었다. 나는 아내에게 돈을 빌려 주면 우리가 갚을 각오를 하라고 일러두었는데 과연 두 번째는 이자도 우리가 물고, 망해서 사는 집도 팔게 되어 원금도 우리가 갚았다. 물론 이런 일이 있기 전에도 수출금융의 이자가 싼 돈을 단기대부를 받았는데 여러 번 우리 병원 대지와 건물을 담보로 빌려 주었다.

나는 왜 이 친구가 망한다고 했는가 하면 그가 의존심이 강하다고 보았기 때문이다. 겉으로 보기에는 약속을 잘 지키고 신용이 있다. 그러나 별다른 이유도 없이 동창생에게 돈을 주고, 놀고 있는 친구를 사업에 끌어들이는 반면 사업을 다시 일으킨 계기가 된 나의 여러 가지 원조에 대해서 고맙다는 표시가 없었다. 두 번째 실패의 직접적인 원인은 실직자로 있던 친구가 돈을 빼돌렸기 때문이라고 했다. 두 번 망하고는 내가 의존심을 암시했을 때에는 쉰이 지나서 철이 났느니 어쩌니 하면서 한탄을 하고 도를 닦아야겠다면서 우리 불교 모임에 나와서 몇 번 불교 공부도 했었다. 다행히 친구가 부사장으로 있던 회사의 채용시험에 합격해 기획 실장을 맡았다. 후에 방계회사의 상무로 있으면서 등산도 자주 갔는데 간암으로 몇 달 고생을 하다가 운명을 달리하게 되었다. 저승으로 갈 때에는 언제 반야심경을 독경했는지 자기가 취입한 반야심경을 들으면서 땅에 묻혔다.

또 저승으로 간 친구들도 이와 비슷한 경우가 있다.

평소에 금전 거래가 없는 친구가 돈을 빌려 달라고 오면 그 사람은 이미 꿀 만한 데는 다 꾼, 부채가 많아 상환 능력이 없는 사람이다. 그럼에도 불구하고 이런 실패를 한 원인은 나나 내 처가 친구를 잃을까 봐 친구를 두려워하는 우리들 자신의 의존심 때문이라는 것을 나도 곧 깨닫지 않을 수 없었다.

어른이 있어야 한다

여러 해 전 일이다. 하루는 옛날에 내게 배웠다는 젊은 의사가 부인을 동반해서 찾아왔다. 그 젊은 제자는 기가 좀 약해 보이고 부인은 체구도 작고 얼굴도 작아 보이나, 버릇이 없고 주위 사람에 대한 환경 변동에 따른 적절한 언동의 변화가 나타나지 않았다.

사연을 들어본 즉 이 부부는 결혼한 지 채 1년도 못 되는데 결혼하고 두 달쯤 지나서 시부모와 같이 살게 되었다. 마침 남편이 군의관 생활을 하다가 군에서 제대를 하게 되어 친구들이 마련한 송별회에서 과음한 탓으로 이튿날 아침에 집에 돌아오니, 대문을 들어서자마자 젊은 아내는 시부모하고도 아직 제대로 낯도 익지 못한 처지에 남편의 멱살을 잡고 대들었다는 것이다. 매사가 이렇게 돌아가게 되니 설득이나 회유도 소용이 없어 의사인 처형들과 상의한 결과 정신과 의사에게 가 보는 것이 좋겠다고 결론이 나서 찾아왔다는 것이다.

우리나라에서 예부터 내려오는 말과 같이 사람이 집 밖에서 하는 행동은 다 집에서 들은 버릇이기 때문에 나는 그녀가 친정에서 자랄 때의 환경과 가족 관계를 물어보았다.

이 부인은 여자 형제가 많은 가정의 막내로 자랐다. 언니들 중 의사들이 많고 아버지가 첩을 두어서 집에 오면 딸들이 몰아세워서 아버지의 권위는 전혀 있을 수 없는 그런 환경에서 자랐다. 친정어머니의 성격이 어떠했는가는 기억이 잘 나지 않지만 딸들의 이런 행동을 막지 못했던 것만은 사실이고 어머니도 그런 딸들과 같은 성격일지도 모를 일이다. 그런 성격이 남편으로 하여금 다른 여자를 찾아가게끔 했을 수도 있다. 게다가 이 젊은 부인은 막내라 어른 없이 자란데다가 책임감없이 자라고 가정에서 여자들이 자기감정대로 행동하는 것을 당연한 것으로 알고 있어 자기의 행동이 얼마나 상규(常規)를 벗어난 것인지를 전혀 깨닫지 못하고 있었다. 그렇기 때문에 본인은 치료의 필요를 느끼지 않아 병원으로 오기를 거부한데다 치료를 받게 할 어른이 없었기에 결국 치료를 할 수가 없었다.

이 젊은 부인처럼 인생의 중대한 고비에서 스스로 판단할 능력이 없거나 스스로의 욕망이 일생을 망칠 것이 뻔한 경우에, 스스로는 누를 수 없더라도 어른이 있는 경우에는 자신의 인생을 파멸로 이끌어 가는 것을 막을 수 있다. 그러나 그러한 어른이 없을 때에는 파멸의 길은 피하기 어렵다. 이럴 때는 친구라도 있으면 친구의 힘으로 치료를 받게 할 수도 있으나 정신병이 있는 사람이 그런 친한 친구를 가진 경우는 많지 않다. 어른이 있어도 어른 구실을 못하는 어른은 어른이 아니다.

정신병의 경우뿐만 아니라 우리가 일상적으로 살아가는데 필요한 사소한 기술에 이르기까지 어른을 필요로 하지 않는 일이 없다. 과거 우리나라 어른 중에 어른다운 어른도 되지 못하고, 아랫사람의 사정을 이해하려고도 하지 않던 어른들에 대한 반발로서 어른을 무시하고 마치 자기만이 옳다고 생각하는 데에서 생기는 폐단이 많았다. 음악 연주를 배우는 과정을 보면 우리가 인생을 사는데 있어서 어떻게 해야 되는지를 쉽게 알 수 있다. 음악뿐만 아니라 모든 기술의 습득도 마찬가지다. 훌륭한 연주가들은 어려서부터 엄격한 지도를 스승에게서 받은 사람들이다. 아무리 음악에 소질이 있는 사람이라 할지라도 스승의 엄격한 지도 없이는 높은 수준의 연주가가 될 수 없다. 스승이 가르치는 연주 기술은 스승 개인의 몸에 배어 있는 인류 역사 이래의 무한한 기술의 축적이기 때문이다.

우리나라의 경우는 과거 일부 어른들의 졸렬한 지도에 대한 반동으로 서양의 평등사상, 남녀 평등사상을 아무런 비판 없이 우선 각자의 편리대로 받아들여서 일어나는 피해가 심각하다. 남에게 주는 영향을 고려치 않은 이기적이고, 본능적이고, 충동적인 인간이 늘어나고 있기 때문에 각종 정신병, 노이로제, 흉악범이 급증하고 있는 것이다. 그 평등은 서양의 평등과도 다르다. 미국에서는 열다섯 살만 되면 부모의 말을 듣지 않는다고 하지만 그 대신 남에게 의지하지 않는다. 우리나라에서도 그런 경향이 생겨나고 있지만 아직도 부모에게서 돈은 무한정 타서 쓰고 지도나 감독은 안 받겠다는, 서양보다 더 나쁜 형태를 취하고 있다.

스승이 스승다운 자격을 갖추지 못하면서 제자를 강압하거나, 지도적 위치에 있는 사람들이 사리사욕에만 눈이 어두워 지도받는 사람들을 압박하려 하기 때문에 그에 대한 반동으로 스승이나 지도자가 자기와 동등하다고 생각하게 되고 자기보다 경험이나 지식, 역량이 나은 사람에게 지도받기를 원치 않을 뿐더러 때로는 금력과 권

력을 이용, 지도를 받아야 할 사람을 거꾸로 지도하려고 드는 경우
도 생긴다.

가정에서는 평등사상으로 부모의 지도력이 약화되고, 남녀동등
이란 이름 아래 가장의 위치가 희미해지고 권위가 격하됨으로써 어
머니의 지도력도 약화된다. 산업화와 평등사상의 결과로 대가족제
도가 무너지고 핵가족이 보급되니 할아버지, 할머니가 없음으로 해
서 젊은 부부의 자제하는 힘이 길러지지 않을 뿐더러 전통문화가
자손들에게 계승되지 않는다. 그러므로 어른들과 동거는 하지 못하
더라도 자주 내왕을 해서 인생 경험을 풍부하고 전통을 지닌 성숙
한 인격을 만나게 함으로써 자손들이 더 높은 수준의 인생을 걸어
갈 수 있게 해야 할 것이다.

공격자와의 동일시

이번에 제자 네 명과 함께 모 공산국가에서 열린 국제 정신 치료 학회에 참가했었다. 동서(東西) 정신 치료 심포지엄과 전통문화에서의 정신 치료의 역할에 관한 학술 발표를 했다. 특히 동서양 정신 치료 심포지엄에서는 현존재분석(現存在分析)의 최고 거두(巨頭)인 83세의 메다르 보스가 동서 사상의 차이는 '동양 사상에서는 인간의 존재와 상관없이 진리가 존재하지만 서양 사상에서는 숨어 있는 진리가 인간에 의해 드러나는 것'임을 밝혔다.

　나는 십우도(十牛圖) 가운데 망우존인(忘牛存人)의 그림을 슬라이드로 보여 주었다. 아직도 많은 사람들은 동서의 차이점을 논하면서 정신 치료는 서양적인 것으로 알고 있다. 나는 동양의 도(道)와 서양의 정신 치료나 실존 사상과의 공통점을 제시하고 서양의 실존 사상이나 정신분석 정신 치료가 도(道)와 같은 방향을 지향하고 있으나 그에 미치지 못하고 있다는 것을 지적했다. 이에 서양의 동료들은 불만이 있으면서도 만족한다. 서로가 아주 다른 것이 아니라 같은 궤도에 있다는 점에서 31세의 어떤 젊은 정신과 의사는 도에 대해서 한국의 정신과 의사나 심리학자들을 가르칠 수 있을 만큼 머리로는 잘 알고 있었다. 그러나 문제는 실천에 있다. 그는 실천이 어렵다고 말하면서 자기 나라에 한국의 선사를 보내 달라고 요청하기도 했다.

그의 나라는 비록 공산국가이지만 비교적 자유로운 편이며 수도에는 정신과 의사, 심리학자뿐만 아니라 미술, 문학 등 도에 관심이 있는 사람이 많다고 한다.

이 학회에서 얻은 수확이 몇 가지가 있지만 생략하고, 돌아오는 길에 함께 거리를 관광한 브라질에서 온 63세의 정신 분석의와 대화에서 얻은 것을 소개할까 한다. 그와는 세 시간 반 동안 버스를 같이 타고, 비행기를 타기 전까지 점심을 같이 먹고 시내 관광도 함께 했다.

정신분석의 시조가 유태인인 프로이트라서 그런지 세계적으로 정신분석을 하는 사람 중 유태인이 많은 편이다. 이 사람은 국제 학회의 집행위원인데 스페인에서 내과 의사로 일하고 있는 아들과 동행하고 있었다. 그는 유태계였다. 내가 이스라엘 유태인 얘기를 끄집어냈더니 그는 이스라엘의 군대가 과거 나치스의 군대와 똑같다고 했다. 내가 "공격자와의 동일시구만." 했더니 그렇다고 수긍했다.

'공격자와의 동일시'란 어린아이로부터 어른 할 것 없이 남녀노소를 가리지 않고 어느 민족에게나 다 볼 수 있는, 사람이면 누구나 가지고 있는 마음의 작용이다. 가장 비근하고 알기 쉬운 예가 일본이다.

일본은 19세기 후반 미국 포함(砲艦)의 위협을 받고 양이(攘夷)냐 개항이냐 국론이 대립하다가 결국 개항하여 화친조약을 맺었다. 그런데 공격자인 유럽과 미국 제국주의에 대한 굴종적 태도와는 달리 자체 내 일련의 개혁을 추진하여 서양의 침략적인 제국주의를 모방했다. 즉 아시아 여러 나라에 대해서 강압적이고 침략적인 태도로 나왔다.

일본은 청일전쟁, 러일전쟁을 일으켜서 한반도에서 청국과 러시아의 세력을 몰아내고 한국을 협박하여 식민지로 삼았으며, 소위 대동아전쟁을 일으켜 만주국이라는 괴뢰정권을 세우고 전 아시아를 삼키려고 했다. 2차 세계대전에서는 미국을 기습 공격하여 결국은 패망했지만 묘하게도 미국의 원조로 다시 일어섰다.

한국전쟁으로 막대한 경제적 이익을 취했을 뿐만 아니라 지금은 한국 국민은 물론 세계를 경제적으로 잠식해 들어가고 있다.

이런 일본의 형태가 공격자와의 동일시라는 심리 작용의 예로서 가장 적절한 것이다. 일본은 서양의 공격을 받자 서양의 수법을 그대로 배워서 서양 이상으로 한국을 비롯한 아시아를 악질적인 수법으로 침략했으며, 전쟁에 지고서도 남의 불행을 이용하여 경제적으로 부흥했는가 하면 또 자기를 도와준 나라나 세계를 경제적으로 침략하고 있는 것이다. 그러나 이런 몰지각한 수법을 그만 두지 않는 한 일본이 세계에서 고립되어 결국은 경제적으로 망할 날도 멀지 않다.

우리는 흔히 일본을 찬양하고 우리를 헐뜯는 말을 일본 식민지 시대부터 지금까지도 듣고 있다. 일본을 모방하는 것이 좋은 것으로 생각하고 급기야는 소일본(小日本) 또는 미래의 일본이라는 이름을 얻어 일본이 맞아야 할 매를 우리가 대신 맞고 있는 것이다. 이는 우리나라의 시책이나 사람들의 그릇된 생각이 불러온 결과이고 '공격자와의 동일시'의 심리 작용이다. 일본의 침략을 물리치지 못한 자기 자신을 비하, 저주, 멸시, 말살하고 공격자인 일본을 찬양 모방하려는 심리 작용이다.

일제 강점기에는 스스로를 '엽전(葉錢)'이라고 비웃기도 하였다. 이 엽전 사상이 해방 후에도 친일파와 민족 반역자가 계속 득세해 왔기 때문에 말끔히 씻어지지 않고 내려오고 있다. 그러나 그 속에서도 엽전 사상에 물들지 않은 젊은 층이 늘어났다. 예전의 운동 시합에서는 일본을 능히 이길 수 있는 실력이 있으면서도 끝판에 가서 패하고 마는 일이 허다했는데 최근에는 반대로 끝까지 일본을 격파하는 양상으로 바뀌고 있는 것이다.

그 좋은 예가 얼마 전 여자 배구가 일본을 완파했고 월드컵 축구 예선 결승에서 압도적인 완승을 거둔 것이다. 이런 눈부신 승리는 단순한 실력만으로 된 것이 아니라 일본을 능가하는 우세한 정신력의 결과라 하겠다. 다시 말하면 엽전 사상을 벗어난 세대의 등장을 의미하는 중요한 사건이라고 생각된다.

개인의 경우, 원만하지 못한 아버지나 어머니를 미워하면서 나는 절대로 그들같이 되지 말아야겠다고 의식적으로 노력하지만 결과적으로 보면 자신도 모르게 무의식적으로 미워하는 부모를 닮은 자신을 발견하게 된다.

우리가 일본을 모방하지 않으려고 해도 안 되고 모방하려고 해도 안 되는 것과 마찬가지로 미워하는 부모를 닮으려고 해도 안 되고 닮지 않으려고 해도 안 된다. 자기는 어디까지나 '자기가 되는 것'이 건강한 일이다.

공격자와의 동일시의 경우로 개인적인 예를 들면 이런 일이 있다. 시어머니에게 심한 시집살이를 당한 며느리가 나는 절대로 그러지 말아야 결심하지만 나중에 시어머니가 되면 자기가 당한 것보다 더욱 심한 시집살이를 시키게 된다. 시어머니에 대한 미운 감정에 집착해서 복수심이 항상 가슴에 맺혀 있게 되고, 그 복수심이 자신도 모르게 며느리에게 가기 때문이다.

이렇게 공격자와의 동일시는 개인은 물론 나라까지 망치게 하고 남들에게 해를 끼치게 된다. 그러나 건강한 동일시는 우리의 정신 건강의 발전에 든든한 토대가 된다.

건강한 부모가 자녀를 잘 이해하고 보살펴 주고 올바른 길로 인도할 때 그 자녀는 부모를 사랑하고 존경하며 믿게 되며 부모와 닮은 사람이 되는 것이다. 이런 동일시는 건강한 인격 형성의 기초가 된다.

이와 반대로 이런 건강한 동일시가 없는 사람은 불건전한 인격의 범죄자가 되기 쉽다. 만일 부모가 옳지 못하면 스승이나 친척 아니면 훌륭한 위인을 동일시해서 건강한 인격을 형성해야 한다.

우리가 서로에게 좋은 본보기가 될 때, 바람직한 인간관계가 성립되는 것이며 건강한 사회를 이룰 수 있는 것이다. 자신은 솔선수범하지 않고 남에게만 바른 길로 가라고 한다면 누가 그 말을 따르겠는가?

성적 피해와 정신 건강

정신 치료를 하다 보면 가끔가다가 성적인 피해, 특히 어릴 적에 입은 피해가 평생의 성격이나 사람의 이성에 대한 태도에 영향을 미칠 뿐만 아니라 심지어 신경증(노이로제)의 원인이 되는 것을 발견할 수가 있다.

미국 같은 나라에서는 매년 6만 명의 어린아이가 성적인 피해를 입고 있다. 이런 어린이들의 75퍼센트는 아는 사람, 일반적으로 가까운 친구나 한집안 식구, 특히 아버지가 피해를 입히는 경우가 많다.

근친상간의 희생자 중에 25퍼센트는 더 커서도 또 다시 같은 피해를 입게 되고, 여자의 경우에는 남편에게 구타당하는 아내 또는 근친상간 희생자의 어머니가 될 가능성이 높다는 통계가 있다.

우리나라에서는 많은 숫자는 아니지만 적지 않게 발생한다고 한다.

어떤 여대생이 대학에 입학했는데 공부를 잘못해서 휴학을 할까, 학교를 그만 두어야 할까 고민하다가 얼마동안 치료를 받은 일이 있다. 물론 이 학생은 다른 형제가 설득을 해서 데리고 온 것이었다. 이 학생의 경우 초등학교에 입학할 무렵에 골목에 군인 지프차가 늘 서 있었는데, 요새같이 자동차가 흔치 않은 때라서 아이들이 차 주위에 몰리면 운전사가 이 학생만 타라고 해서 차에 타면 성기를 만지거나 만지게 했다는 것이었다. 그래서 초등학생 때에도 남자 선생이 싫었다고 한다.

이런 문제는 그럭저럭 해결이 되어 대학도 무사히 졸업을 하고 중매결혼을 했으나 결국은 남자 쪽에서 이혼을 주장해서 이혼을 하게 되었다.

최근에 어떤 처녀는 불안하고 우울해서 치료를 받으러 왔다. 언니가 먼저 친구의 소개로 치료를 받고 있었는데 그전부터 치료를 받고 싶어 한다는 말이 있었다. 언니는 처음에는 치료 효과가 있는 듯 하다가 별로 좋아지는 것 같지 않다고 화를 내곤 했으나, 화나는 원인을 깨닫고부터는 급격히 좋아져서 언니의 상태를 본 그 처녀는 치료를 결심하게 된 것이었다.

흔히 환자들이 치료 시간에 늘 지각을 할 때 그 원인을 밝히면 그 사람 문제의 핵심에 직결되어 있는 것이 밝혀져서 급격히 좋아진다. 때로는 치료의 효과가 없다고 치료를 그만두겠다고 할 때 그 원인을 밝히면 역시 문제의 핵심이 밝혀져 갑자기 좋아진다.

이 처녀의 언니도 그런 경우였다. 이 처녀는 치료에 대한 기대가 치료를 받으면 모든 것이 분명해질 것 같다는 기대를 가지고 있었다. 첫 번째 면담을 하고 두 번째 면담을 하고는 주저하다가 세 번째 시간에 왔다.

중학교 2학년 여름에 초경이 있었는데 중학교 3학년부터 우울하고 불안하고 고등학교 때에는 친구가 없었다고 한다. 그러면서 시간이 다할 무렵에 꿈 이야기를 했다. 얼마 전에 결혼한 언니와 형부가 정사를 하는 꿈을 꾸었다고 한다. 꿈 내용을 생각하며 떠오르는 생각이나 느낌을 이야기 하라고 하니까 조금 주저하다가 어릴 때 얘기를 했다.

초등학교 저학년 때, 어머니 이복동생인 대학생이 자기와 강제로 성교를 했다는 얘기를 하면서 눈물을 흘렸다. 나는 이 눈물이 평생 곪고 있었던 종기가 터져 나오는 고름임을 느꼈다.

다음 시간에 나타난 그 처녀는 전혀 다른 사람과 같은 인상이었다. 얼굴이 더 희고, 밝고, 넓어진 듯 훤한 인상이었다. 마음의 고름이 빠져나갔기 때문이었다.

대학교 때에는 남자 친구를 사귀어 남자가 자기를 결혼 상대로 생각했는데, 처녀는 남자에게 성교를 하자고 했으나 남자가 수동적이어서 성공을 못했다. 그 남학생은 자기를 결혼 상대로 생각했는데 맞지 않는 것 같다고 말을 해서 헤어졌다고 한다. 말하자면 정숙하지 못하니 아내감이 못된다는 뜻이다.

이렇게 어릴 때 성적 피해를 입으면 평생 우울하고, 불안하고, 친구를 사귀는 데 지장이 생기고, 가정 내에서도 식구와의 관계에 장애가 생긴다.

이 처녀의 경우에는 동생과 아버지와의 관계가 특히 좋지 않았다. 이성 교제에 문제가 생기고 직장 생활, 사회생활에 지장을 주고, 암울한 일생을 보내게 된다. 이 처녀는 앞으로는 어릴 때의 상처로 인한 여러 가지 장애를 정리만 하면 치료가 끝난다고 볼 수 있다. 언니도 세 번 치료받고 싹 달라져서 본인도 신기하다고 하며 동생들을 다 치료받게 해야겠다고 하고 있다.

10여 년 전 일이다. 모 대학 철학 연구실에서 매주 수요일에 6시부터 8시까지 정신과 의사, 심리학자, 철학자에게 정신분석을 가르치고 있을 때다.

그때 모 대학병원 간호 과장으로 있던 수녀가 다른 간호사 한 사람을 꼭 데리고 다니길래, 지금은 미국에 이민 가 있는 전공의에게 왜 다른 간호사를 데리고 오느냐고 물었더니, 택시나 군용차나 일반 승용차를 잘못 타면 납치되는 일이 있기 때문이라고 했다.

이때 마침 꿈의 분석을 다루고 있었는데 전공의 한 사람이 자기 환자의 꿈을 해석해 달라고 얘기를 했다.

입원 중인 처녀가 꿈에서 고개를 넘어야 했는데, 처음에 책을 든 남자와 같이 있었다. 그런데 그 남자는 없어지고 고갯길에서 폭한들의 습격을 받아 천신만고 끝에 겨우 고개를 넘었더니 다시 책을 든 그 남자가 나타났다는 것이다. 책을 든 남자가 누구냐고 물어보니, 꿈을 해석해 달라고 부탁한 그 전공의가 늘 책을 들고 다닌다고 한다.

어떤 환자냐고 물었더니 주치의인 전공의의 말이 윤간을 당한 충격으로 입원을 했는데, 의사가 환자에게 윤간을 당해서 생긴 병이라고 해석을 해 주고는, 그날 저녁에 약속이 있어서 환자의 면담 요청을 뿌리치고 면담을 못해 주었더니 전신에 발진이 생기고 자살 기도를 해서 겨우 살아났다는 것이었다.

꿈은 바로 이것을 상징하는 것이었다. 그래서 환자를 이해한다는 것은 병의 원인을 이해하는 것으로 끝나는 것이 아니라, 이런 사실을 환자에게 전달했을 때에 환자가 어떻게 반응할 것인가까지도 이해해야 한다.

그런데 이 경우는 병의 원인을 바로 이해해서 그것을 환자에게 알려 주었지만 환자가 소화시킬 능력이 지금 있나 없나에 대해 이해가 없었다. 그렇기 때문에 오히려 그러한 사실을 알려줌으로써 환자가 견디지 못해서 자살을 하도록 만든 것이다.

상사병

나는 어렸을 때 어른들에게서 사람이 상사병으로 밥도 못 먹고 피골이 상접해 말라 죽는다는 얘기를 들었을 때 그 이야기를 믿지 않았다. 그래서 만들어 낸 얘기가 아닌가 하고 의심을 했었다. 대학에서 정신의학을 공부하고 나서야 사람이 적개심을 풀지 못하고 적개심이 자기를 향하거나 사랑의 대상을 상실해 우울증이 된다는 것을 알았다. 그러나 이것만으로는 상사병이라는 말 그대로의 실감이 나지 않았다. 우울증이라는 말로는 상사병을 제대로 표현하지 못하기 때문이다.

몇 해 전의 일이다. 환갑이 가까워진, 골격과 풍채가 좋은 어떤 남자가 내게 온 적이 있다. 그는 밥을 못 먹어 피골이 상접할 정도로 야위어서 이러다가는 얼마 살지 못할 것 같다고 했다. 그래서 과거 1년 이상 세 군데 대학병원에 입원 치료를 받았는 데도 병이 없다고만 했다. 최근에는 우리나라에서 제일 크다는 모 대학 병원의 정신과 과장, 신경과 과장에게 진찰을 받았는 데도 병이 없다고 하였다. 그래서 단골로 다니는 내과 의사가 내게 꼭 한번 진찰을 받아 보라고 해서 왔노라고 했다. 여태까지 내과·신경과·정신과를 다 돌아다녀도 성과가 없어서 그런지 별로 기대를 안 하는 것 같아 보였다.

병이 난 경위를 물어보니, 1년 몇 개월 전에 자다가 상반신이 마비되어 밥도 잘 못 먹게 되고 몸이 쇠약해 졌다는 것이다. 몇몇 대학병원의 내과에 입원을 해서 여러 가지 검사를 받았으나 병이 없다고 하며 치료도 하지 않고, 치료할 병이 없다고 하니 그저 죽기만 기다리는 수밖에 없다는 것이었다. 신경과·정신과에서도 역시 이상이 없다고 했다.

이렇게 한 20분 얘기를 들어도 병의 원인이 드러나지를 않았다.

"당신의 병은 마음에서 생긴 병 같은데 마음을 다 드러내지 않으면 원인을 찾아낼 수가 없다. 가장 가까운 사람에게 말할 수 없는 얘기라도 내게 모조리 이야기 해 달라. 숨기고 있으면 원인을 찾을 수 없다."라고 말하니 그는 약간 곤란한 표정을 지으면서 내 얼굴을 바라보았다.

"남에게 말을 안 해도 자기 힘으로 처리할 수 있으면 병이 안 된다. 병이 된 것은 자기 힘으로 해결하지 못해서이고 따라서 병 난 사람에게는 의사의 도움이 필요하다."

환자는 이런 나의 말을 아마 10분은 족히 듣고 있더니 "아무에게도 말을 안 하겠지요." 하고 다짐하는 것이었다.

"국민의료법은 형법보다 우위에 있고, 정신과 의사뿐만 아니라 의사는 환자를 진료하며 들은 환자의 비밀은 누설할 수 없다. 환자가 범행을 저지른 것을 알고 있어도 의사가 법정에서 증언을 거부

해도 죄가 안 된다."

내가 이렇게 말을 하니 환자는 '비밀을 지켜 달라. 아직 아무에게도 말을 안 했던 것이다' 하면서 이야기를 시작했다.

병이 나기 직전에 이 사람은 과거에 4~5년 정을 통해오고 있던 과부와 맥주를 마시고 있는 장면을 처제에게 들켰다. 그 때문에 부인은 가출을 하고 그 과부도 만날 수 없게 되었다. 그러다 어느 날 갑자기 잠을 자다가 상반신이 마비되었다는 것이다. 자기 부인은 우락부락하고 공격적인데 자신이 사귀던 과부는 성격이 부드럽다고 했다.

나는 일주일 전에 어떤 여류 화가가 중남미 여행을 마치고 돌아와서 모 일간지에 소감을 적은 기사를 보았느냐고 물었다. 환자는 보지 못했다고 했다.

그 여류 화가는 남미의 외국인 사이에서 지내다 보니 몹시 외로웠을 뿐더러 온몸에 반점이 생기더라는 것이다. 그 후 상파울루에 가서 모르는 한국 사람과 이야기를 나누었더니 반점이 금방 사라지더라며 여자는 역시 애인이 있어야 되겠다는 기사였다. 나는 그것을 한번 읽어 보라고 하면서 당신의 병은 상사병인데 옛날 얘기에 상사병으로 죽는다는 얘기가 있고, 송도 명기 황진이도 옆집 총각이 자기를 사모하다 상사병으로 죽었기 때문에 기생이 되었다는 말이 있지 않느냐고 말해 주었다. 그랬더니 자신도 병나기 일주일 전에 전신에 반점이 생겼었다고 했다.

이런 증상은 의학책에서는 볼 수 없다. 여러 해 전에 어떤 정신과 전문의가 윤간을 당한 충격을 못 이겨 발병한 처녀에게 그녀의 발병 원인을 그대로 해석을 해 주었다고 한다. 그러자 환자가 견딜 수 없어 하며 의사에게 다시 면담을 요청했는데 전문의가 다른 약속이 있다고 퇴근해 버리자 전신에 반점이 생겨 그날 밤 자살 기도를 했는데 다행히 소생이 된 경우가 있었다. 오로지 의사를 만나야만 자기를 지탱해서 살 수 있는데 만나 주지 않으니 대상을 상실했다고 느끼게 돼 먼저 말한 환자처럼 전신에 반점이 생기고, 살 수 없다고 자살 기도까지 한 것이다. 이런 경우 환자에게 주치의란 세상에 둘도 없는 애인이요, 어머니요, 하느님이다. 자녀들에게 있어 어머니란 하느님과 같이 절대적인 존재이듯이 환자에게 있어서도 의사는 이와 같은 것이다.

이런 상사병은 어린 아이가 동생을 보았을 때 아우 타는 증상과도 비슷한 점이 많다. 어머니가 동생을 낳기 전부터 뱃속에서 동생이 자라고 있다는 것을 알리고 태어날 아이에 대한 이미지를 심어주고, 동생이 뱃속에서 나왔을 때 형이나 언니로서 해야 할 역할을 미리 준비시키지 않고 갑자기 동생이 나타나서 부모를 비롯한 식구들의 관심과 사랑을 빼앗아 갔다고 느낄 때 아이들에게 나타나는 것이 아우 타는 병이다. 잘 놀라고 슬퍼하고 잘 운다. 사람을 피하고 혼자 있기를 좋아하고, 잠을 잘 못 자고 밥을 안 먹으려고 하고, 행동이 느리고 발육이 늦고, 자극에 대한 반응이 느리고 꼬치꼬치 마른다. 이런 때에는 부모가 동생이 잠이 들었을 때나 관심을 둘 필요가 없을 때 형에게 관심을 쏟아 주고, 또 집 밖에 친구를 만들어 주면 배척받았다는 느낌이 회복될 수 있다. 그러나 그렇지 못하면 몸이 약해지고 정신병의 원인이 될 수도 있고, 평생 회복할 수 없는 성격적인 결함이 남기도 한다. 아우 타는 것은 어머니라는 사랑의 대상을 잃어서 생긴, 어머니를 그리워하는 상사병이라고 볼 수 있다.

서로 좋아하다가 관계가 계속되지 못하고, 상대방의 관심이 다른 이성으로 옮겨가고, 사랑의 대상을 상실하는 것은 대화가 잘 이루어지지 못해서 그런 것이다. 그러한 것을 자세하게 살피다 보면 상대편의 마음은 생각지도 않고 일방적으로 자기 자신의 욕구 충족을 위한 도구로 삼는다거나 상대편의 욕구에 대해서 무감각하고 등한히 해서 오는 결과가 대부분이다. 이런 경우는 넓은 의미의 상사병이라고 할 수 있을 것 같다. 동물이 대화할 상대나 배우자를 잃었을 때 밥도 안 먹고 굶어 죽어가는 현상도 상사병과 상통하는 점이다.

시집과 장가

요사이 결혼이나 가정, 가족제도에 대해서 논의가 많다. 어떤 친구는 요새 젊은이들은 알 수 없다며 제자가 주례를 해 달래서 주례를 해 주었더니 일주일 만에 이혼을 하더라고 개탄한다. 세계적으로 이혼율이 높아지고 심지어 이혼이 제일 많은 미국에서는 이혼 후에 결혼을 하지 않고 동거 생활만 하는 남녀가 수백만이 된다고 한다. 미혼모의 증가와 더불어 이런 파탄 가정과 부실한 가정에서 자란 많은 아이들이 정신병·노이로제에 걸리고, 비행·범죄를 저지른다. 커서는 범죄자가 되는 경우가 많은데 이런 사람들의 수가 늘어나고 있다.

우리나라에서도 전통문화를 무시하고 서양 문화를 잘못 받아들여서 물질 만능, 금전만능, 권력 만능 속에 이런 풍조가 증가 일로에 있는 것을 부인할 수 없게 된 것이 사실이다.

옛날에는 결혼이란 사회, 가정에 대해서 책임을 져야 되기 때문에 나이도 서른이 넘어서 밤[夜]에 조촐하게 혼례를 올렸다고 한다. 고생을 해야 하기 때문에 축하할 일이 못 된다고 무축지례(無祝之禮)라고도 했다. 과거에는 어려서부터 남녀 간에 결혼해서 배우자와 어른들, 친척 그리고 아는 사람들, 또 자녀를 어떻게 기르느냐에 대해서 배우는 것이 많았는데 요사이는 무턱대고 결혼식만 요란하게 올리고 결혼 생활에 대한 아무런 마음의 준비나 배움이 없이 결혼 생활에 들어가서 여러 가지 갈등을 빚어 내고 있다.

얼마 전에 청상과부로 오랫 동안 아들 하나를 위해서 일생을 받쳐 온 부인이 며느리 집에 갔더니 며느리가 라면을 끓여서 내놓더라는 얘기를 들은 적이 있다. 그 후에 몇 달 지나서 또 들려오는 소리가 그 부인이 절에 들어가서 나오지 않은 지 여러 달 된다고 한다.

얼마 전에 취직이 되어서 치료를 받으러 오지 않는 한 젊은이는 몇 달 전에 상당한 기간 교제 끝에 양가의 허락을 받아 결혼식을 올리고 아파트에 따로 사느냐, 집에서 시부모와 같이 사느냐 하다가 결국 시부모님과 당분간 살기로 했다고 한다. 이 청년의 부모는 부유한 기업가요, 처가는 의사 집안인데 가풍이 달랐다. 시집을 왔는데 친정에 자주 가거나 전화를 하고 친정 아버지로부터 자주 전화가 왔다. 며느리가 집을 비우고 없는 경우가 자주 있고 남편의 말로는 아내가 시집을 왔는지 어쩐지를 모르겠다고 한다.

일전에 모 학회에 참석했다가 저녁에 회식을 하러 걸어 가면서 어떤 40대 교수가 요새 아파트로 이사를 갔다는 얘기를 한다. 이 부부는 둘 다 교수고 외국에 가서 박사학위를 받고 돌아왔다. 그런데 내가 놀란 것은 여태까지 부모님을 모시고 동생들, 처남들 공부시키고 나서 이제야 나오게 됐다는 얘기다.

이상 본 바와 같이 우리나라에서는 경제성장 추구와 외래사조의 무비판적인 수용과 우리의 미풍양속을 멸시 또는 경시하고 전통을 소홀히 한 결과 사람의 질이 떨어지고 있다. 시집을 간다는 것은 예부터 내려오는 말이 잘 표현해 주듯이 출가외인이 원칙이다. 더구나 신혼 초에는 하루라도 빨리 시집 식구나 친척들, 친한 사람들, 시집과 관계되는 사람이나 관심사, 가풍을 익혀야 되기 때문이다. 위에서 들은 첫째 경우는 청상과부인 어머니가 평소에 외아들을 너무 위하기만 하고 넓은 대인 접촉과 경험과 활동이 없기 때문에 그러한 배우자를 택하게 됐으리라 생각이 된다.

두 번째 경우는 시집은 보다 전통적인 관계를 중시하는 집안이고 신랑도 그런 가치를 존중하는데 친정의 가풍은 이런 것을 소홀히 하고 있는 데서 연유하는데 어느 경우에나 결혼에 대한 충분한 사전 준비가 잘 되어 있지 않았기 때문이다. 남자나 여자나 결혼을 하게 되면 모든 책임이나 관계에 변동이 온다. 인격이 제대로 성숙하지 못한 사람은 자신의 새로운 위치에 대한 자각이 없어서 결혼하기 전의 모든 위치를 고수하려고 하거나 또는 종전의 관계를 끊거나 소홀히 하려는 경향을 나타낸다. 남자의 경우 자기가 새로운 가정의 주인임을 망각하고 경제적인 독립을 못 하고 있는데 부모님은 무조건 돈을 대 줄 의무가 있다고 생각한다. 과거에 사귀던 여성을 총각 때와 같이 대하거나 아내의 존재를 무시하고, 아내를 따돌리고 부모 형제만 알거나, 아니면 처가나 마누라만 알고 부모 형제나 친척들을 등한시한다. 요사이 처가 식구만 들랑거리고 시집 식구는 경원한다는 풍조가 상당히 넓게 퍼져 있다고 하나 이것은 사회생활이나 자녀 교육을 위해 별로 좋은 현상이 아니다.

여자의 경우에도 처녀 때 사귀던 남자를 예전과 같이 대한다거나 시집 식구를 내 집 식구로 생각지 않고 시집 식구의 일원이 되지 못하고 있거나 아예 친정과는 발을 끊는 경우가 문제다. 시집에서나 친정에서나 시집 간 사람이 하루라도 빨리 시집 식구가 되게 도와주어야 한다. 첫째 경우와 같이 며느리를 보고 나서 병에 걸리는 시어머니가 늘어나는데 이것은 젊은 세대가 인격이 미숙해서 넓은 관계 속에 자기를 자각 못 하고 이기심만 발달해 일어나는 현상들이다. 요새는 시어머니가 며느리에게 주는 스트레스보다 며느리가 시어머니에게 주는 스트레스가 커지는지 며느리와 살지 않겠다는 시어머니가 늘어난다고 한다.

배우자의 선택

결혼식에 가 보면 어떤 한 쌍의 신랑 신부는 어떻게 저렇게 잘 어울릴까 할 정도의 탄성이 나오는 경우가 있는데 그런 경우는 참 드물다. 세 살 버릇이 여든까지 간다는 속담이 있듯이 우리가 살아야 할 인생의 각본은 이미 만 세 살 전에 결정되어 있다고들 정신분석 치료를 하는 의사들은 말한다. 어떤 직업을 택하고 어떤 친구를 사귀며 어떤 배우자를 택할 것인가 등등이 이미 결정이 되어 있다는 것이다. 이것을 불교에서는 업(業)이니 윤회(輪廻)니 한다. 이 업이니 윤회니 하는 것을 벗어나기 위한 노력이 수도(修道)이고, 그냥은 수정할 수 없는 인생이란 연극의 각본을 깨닫게 해서 수정케 하는 것이 정신분석 치료와 같은 심부(深部) 정신 치료다.

한 10년 전인가 모 의과대학에서 정신과 입원 환자를 수련의가 증례(症例) 회의에 제시한 일이 있다. 20대 초의 젊은 부인은 정신분열병을 진단받아 입원한 지 한 달쯤 되었다. 그녀는 아버지가 무능하고 술이나 마시기 때문에 어머니와 딸이 늘 의논하기를 아버지같은 사람에게는 시집을 가지 말아야지 했다. 고심해서 신랑감을 골랐는데 결국은 아버지와 같이 무능하고 술이나 마시기를 좋아하는 사람을 만나 살다가 정신병이 되어서 입원 치료를 받고 있었다. 이 환자의 할아버지도 아버지와 같다고 하니 그 위로 몇 대나 거슬러 올라갈지 모를 일이다.

어떤 처녀는 아버지가 가장으로서 가정에는 충실하지만 감정 표현과 자기주장을 할 줄 모르고 식구들을 이끌어가지 못해서 자기가 고통을 받았고 현재도 그 고통을 받고 있다, 그래서 아버지와 같은 남자는 싫지만 아버지와 반대로 활발하고 자기주장을 하는 남자라면 불안해서 차라리 아버지와 같은 남자가 안심이 될 것 같다고 말한다. 물론 아버지 성격의 남자를 싫어서 정반대의 성격을 택해서 평생 고생을 하거나 자살을 하는 수도 있다. 아버지가 마약 중독인 경우 자기도 모르게 마약 중독의 남편을 만나는 경우도 같은 경우다. 아버지가 첩을 두고 있어서 어머니와 형제들이 고통을 받고 자라 온 사람이 어른이 되고 나서는 자기도 첩을 두는 경우가 많은 것도 부모와의 감정이 정리되어 있지 못하기 때문이다. 이런 것들을 신경증적인 배우자 선택이라고 한다.

신경증이란 불교에서 말하는 중생(衆生)과 같은 뜻이다. 신경증이란 모든 사람이 다 조금씩은 가지고 있고 이런 요소가 없으면 곧 부처요 성인이다. 그러므로 모든 사람은 자기가 살아오는 동안 마음에 걸리는 것[碍膺之物]에 매여서 이 마음에 걸리는 물건을 일으키게 한 경험을 되풀이하고 그런 조건이 없으면 무의식중에 자기도 모르게 그러한 경험을 반복한다. 이 테두리를 벗어나지 못한다. 이것이 업이요 윤회다.

우리는 본래 누구나 천진(天眞)하고 깨끗한 마음을 가지고 태어나지만 잘못되고 비뚤어진 환경, 비뚤어진 사람과 접하게 되어 이런 사람이나 환경의 영향을 벗어날 수 없을 경우에는 여기에 적응하게 된다. 비뚤어진 것에 나를 맞추다 보니 내 자신이 비뚤어질 수밖에 없다. 이것이 신경증이다. 이렇게 비뚤어진 것이 고정이 되면 그렇지 않은 환경이 되어도 여전히 옛날 환경에 대한 반응을 보인다. 사람에게서 재미를 못 본 사람은 사람을 대하면 불안해진다. 사람에게서 항상 좋은 경험만 한 사람은 나쁜 사람인 줄도 모르고 무조건 믿는다. 여자에게서 좋은 경험이 있는 사람이면 여자에게 무조건 호감을 갖는다. 그 반대는 여자를 미워하거나 겁을 낸다.

앞서 말한 배우자 선택에서 자신의 부모나 가정이 싫어서 그 반대의 가정을 찾느라고 다른 결함에 눈이 멀어서 결혼 생활이 고통 또는 노이로제가 되는 경우도 많다. 몇 해 전에 어떤 여학생이 찾아온 일이 있다. 이 여학생은 양순하고 용모나 체격이 괜찮은 편인데도 가정에서 부모의 관심을 충분히 못 받았다는 느낌이 있었다. 어떤 남학생이 학생들 모임에서 이 여학생에게 매력을 느끼고 따르게 되었으나 정작 그 여학생은 싫어했다. 그런데 다른 여학생들이 그 남학생이 똑똑하다고 하는 바람에 만나자는 그 남학생의 청에 응해 오던 중에 육체관계까지 맺었다. 그러나 성격상 도저히 애정을 느낄 수가 없어서 갈등 끝에 찾아온 것이었다. 이 경우에 근본 원인은 가정에서 부모와의 대화가 충분히 없어서 이런 사고가 생긴 것이다.

어떤 공무원의 아버지는 평생 정신병으로 고생하다가 돌아가시고 가정에는 충실하나 독한 성질의 어머니 밑에서 자라서 대학을 나오고 결혼 말이 나왔을 때 선을 보니 여자 쪽의 식구들 사이가 퍽 아기자기하고 화목해 보여서 결혼을 하기로 했다. 결혼 전에 친척이 와서 약혼한 여자가 다른 남자와 육체관계가 있었고 난잡해서 좋지 못하다는 말을 듣고도 알아 볼 생각도 않고 결혼을 했다. 그리고 나서 그것이 사실로 밝혀지자 고민 끝에 정신병이 되어 정신병원에 입원하게 되었다.

남녀 관계에서나 사회생활에서 우리가 유혹에 빠지거나 사기를 당하는 경우를 보면 항상 내 자신의 취약점을 파고들기 때문에, 자기의 취약점을 깨닫고 이것을 줄이는 노력을 게을리하지 말고 사물이나 사람을 판단할 때 더구나 혼인의 상대를 택할 때에는 본인과 환경 두 가지를 골고루 보아야 한다. 가풍(家風)이 너무나 거리가 멀기 때문에 결혼 후에 여러 가지 쌍방의 노력에도 불구하고 불행하게 되는 경우를 많이 보았기 때문이다.

그들은 모른다

작년에 TV 프로그램 〈추적 60분〉 시간에 기도원이란 곳에서의 정신 질환자의 참상이 방영된 지 얼마 후의 일이다. 모 일간지를 보다가 표제와 같은 제목의 다음과 같은 기사를 우연히 읽게 되었다.

"우리나라 정신질환자들의 운명과 가는 길은 너무나 비슷하고 뻔하다. 가산을 팔아 일류 병원을 찾다가 고쳐지지 않으면 요양 시설로 보내지고 그래도 효험이 없으면 굿이나 불공, 점 따위에 매달리다가 끝내는 팽개쳐 지듯 수용 시설 내지는 기도원에 보내진다.

20년째 정신질환이 있는 동생을 고치기 위해 온갖 방법을 다 해온 모 씨도 예외가 아니다. 그동안의 치료비가 5억 원도 넘는다지만 가족 모두의 인생이 망가진 것은 돈으로 헤아릴 수 없다.

지금 기도원에 가 있는 그의 동생은 고등학교 3학년이던 1964년 10월부터 정신이 이상해졌다. 고등학교 3학년 입시 병의 공포에 질린 동생은 히죽히죽 웃거나 헛소리를 하기 시작했다. 4남매 중 막내인 학생의 병을 고쳐주기 위해서 그의 어머니는 경영하던 호텔을 그에게 맡기고 서울로 왔다. 대학원까지 나와 고시 공부를 하던 그의 인생은 이때부터 구겨지기 시작했다. 일류 병원 특실과 외국제 약만을 대 주는 어머니에게 돈을 보내는 게 그의 일이었다. 유명 병원 10군데를 모두 순례했으나, 동생은 회복되지 않았고 호텔마저 1972년에 부도가 났다. 알거지가 된 그는 관상쟁이로 둔갑하여 생계를 꾸려갔다. 동생은 좀 낫는 듯하다가 환절기만 되면 어김없이 발작해 어머니를 때리기까지 했다. 동생이 아니라 원수였다.

작년에는 동생을 버리는 셈치고 충남에 있는 모 기도원에 데려갔었다. 그러나 인간의 눈으로 볼 수 없는 처참한 광경에 차마 두고 올 수가 없었다. 그러다가 올해 초 서울에 있는 어떤 기도원에 보냈는데 의외로 형에게 죄송하다고 인사할 만큼 상태가 좋아졌다. 망가진 그의 삶을 이제 누구에게 원망하리오만 그는 오히려 인생의 참맛을 알게 해 준 동생에게 감사하고 있다. 다만 정신질환자 가족의 참담한 고생을 알지 못하면서 기도원에 보내는 것만 탓하는 사회의 눈길이 야속하고, 헛된 기대를 키워주는 병원과 대책 없는 정부가 원망스러울 뿐이었다."

이 기사를 읽는 동안 사진과 이름, 호텔의 이름과 기사의 내용으로 내가 10여 전에 몇 번 본 환자라는 것을 알 수 있었다. 처음에 어머니가 이 환자를 데리고 왔을 때 대학원을 다니고 있을 때였던 것 같다. 이미 이때에도 전에 비해 경제적으로 넉넉지 못했던 것으로 기억이 된다.

당시로 봐서는 제일 잘 알려진 어떤 대학 병원 정신과에 여러 번 입원 치료를 했는데 자꾸 재발을 하고 돈이 떨어지고 하니 어느 의과대학의 내과 교수로 있는 환자의 사촌형이 보내서 왔다는 것이고, 본래 발병했을 때 동북 의원을 소개받았으나 동북 의원은 잘 알려지지 않은 개인 의원이니 믿을 수 없어 유명한 병원으로 간 것으로 짐작이 된다.

환자는 횡설수설 지리멸렬한 소리로 열을 올리고 있었다. 도무지 무슨 소리를 하는 것인지 알 수가 없었다. 한참 듣고 있노라니까 정신적인 것과 육체적인 것의 갈등이라는 말을 되풀이하고 있는 것을 알게 되었다. 그래서 결국 정신적이라는 것은 자기를 말하는 것이고, 육체적이라는 것은 형을 말하느냐는 나의 물음에 그렇다고 대답하면서 갑자기 지리멸렬한 횡설수설이, 논리 정연한 누구나 알아들을 수 있는 말로 바뀌었다. 이런 환자의 갈등을 어머니에게 얘기해 주었더니 어떤 큰 절의 도가 높은 스님이 이 아이 보고 비슷한 말을 하더라고 기뻐하며 몇 번 다니다가 오지 않고 흥분하면 데려오더니 본인이나 어머니가 다 나았다고 하면서 의사가 그렇지 않다고 해도 믿으려 하지를 않는다. 그 후 호텔이 부도가 나서 남의 손에 넘어가고 형이 관상쟁이를 하게 되었다는 말을 들었다.

어떤 잘 아는 사람이 일요일 아침 7시에 전화로 급히 만나 달라면서 아이들이 정신병으로 10년을 치료받고 있는 데도 나아지질 않아 병원에서 데리고 가란다고 하니 우리 병원에 입원시켜 달라고 한다. 일요일에 입원을 시켰는데 목욕을 하지 않아 시키면 때가 몸에 붙어 있어 우선 목욕이라도 시키라고 간호사에게 일러두고 다음 날 다시 보니 훨씬 좋아 보였다. 서너 달 입원을 해서 약물 치료, 정신 치료, 가족 치료도 하고 퇴원을 해서 다니면서 치료를 하는데 비용 관계로 치료도 자주 받지 못하고 있는 중 형제가 많아서 아버지

월급을 쪼개서 쓰려니 불평이 많아서 할 수 없이 수용소 비슷한 데에 데리고 갔다는 얘기를 들은 지 오래다.

어떤 친구는 딸이 정신병원을 다닌지 7년이 되는데 집에 와도 잘 적응이 되지 않고 입원비도 감당할 수 없으니 좋은 수용소를 소개해 달라고 하였다. 그래서 제자 중에 전국 수용소를 조사한 일이 있는 교수를 소개해서 상의해 보라고 했으나, 도저히 그런 곳이 없다고 하면서 딴 병원보다 싸게 입원할 수 있는 병원에 다시 입원시켰다는 소식을 전해 왔다.

정신병은 물론 신경증, 노이로제도 잘못된 성격, 불교에서 말하는 습기(習氣)이고 관상자가 말하는 사주팔자와 같은 것이기 때문에 쉽게 떨어지지 않는다. 정신병은 만 3세전, 신경증은 그 후에 마음의 상처를 극복하지 못해서 생긴다고 생각하면 된다.

물론 극소수의 약물중독이나 기타 뇌세포의 손상으로 오는 정신질환은 제외하고 말이다. 그러기 때문에 정신병 중에서 가장 많은 정신분열병은 과거에 별다른 치료 방법이 없을 때에도 2할 정도는 재발을 않고 그럭저럭 사회생활을 해 나갔다. 현재도 본인이나 주위 사람들이 정신병인 줄 모르고 지내다가 특별한 치료를 받지 않아도, 나아서 사회의 저명인사로 활동하고 있는 사람도 적지 않다. 그러나 지금 전기 치료는 퇴조하고 약물 치료나 여러 가지 치료로 많은 환자가 약을 먹고 적응하기가 수월해졌지만 7할 가량은 재발을 한다. 그러기 때문에 재벌 집의 환자도 평생 낫지 않는 환자들이 많다. 가장 좋은 치료를 하려면 병의 뿌리를 치료하는 정신분석적인 정신치료와 약물 치료, 가족 치료, 기타 치료를 받아야 하는데 이런 정신치료는 정신과 의사 중에도 극히 소수만이 할 수 있고 의사 자신이 치료와 별도의 수련과 경험이 있어야 한다. 그러므로 어느 나라이건 정신병의 치료는 약물과 작업 치료 등의 여러 가지 보조 치료를 함께 하고 있는 실정이다. 우리나라의 권력층이나 재벌들은 대부분이 권력이나 돈이면 무엇이든지 되는 것처럼 착각을 하고 있는 경우가 많기 때문에 치료비를 지불할 능력은 있어도 근처에 필요한 사랑과 자기 성찰의 능력이 부족하기 때문에 정신 치료를 기피하게 된다. 이렇게 모든 조건이 맞아서 치료가 성공하는 경우는 치료비도 부담할 수 있고 정신적인 부담도 질 수 있는 부자인 지식층의 환자다.

정신 질환은 자녀 교육, 부부 생활, 가정생활, 학교나 사회의 정화, 대화의 소통으로 예방을 해야지 일단 발병 후에는 다년간의 정성 없이는 완치가 불가능하다. 그러므로 많은 환자들은 평생 치료를 받아야 되기 때문에 이런 환자들을 적은 비용으로 수용, 치료할 수 있는 방도가 강구되어야 하는데 이것은 어느 나라나 국가의 부담으로 이루어지고 있다.

사람을 챙겨라

몇 해 전에 어떤 후배 정신과 의사가 한참 소식이 없길래 좀 한가한 시간에 전화를 걸어 보았더니 챙겨 주셔서 감사하다고 했다.

남녀 간에 바람이 난다든지 병이 든다든지 물건이 썩어서 못 쓰게 되거나 화초가 말라 죽거나 하는 일들은 사람이나 사물을 챙기지 않는 데서 기인한다.

여러 해 전에 어떤 30대 후반의 모 회사 과장으로 있던 사람이 찾아 온 적이 있다. 이 사람은 몇 해 전부터 글씨를 쓰려면 손이 떨려서 직장 생활에 지장을 느끼기 때문에 찾아왔던 것이다. 그는 일제 강점기에 상업학교를 나와서 한때 취직을 하고 일을 하다가 그만두고 해방이 되자 다시 옛날에 다니던 직장에 출근하면서 야간대학을 다녀서 고등고시까지 합격한 사람이었다. 그 당시로는 드문 일이었고 남들이 부러워하는 해외 근무를 2년인가 했었다. 그래서 얼마 동안 외국에서 살림을 하기도 했고 후에는 부인만 먼저 귀국했다. 남편도 서울로 돌아와서 넉넉한 가정생활을 하던 어느 날 종로에서 아내가 어떤 젊은 남자와 같이 가는 것을 보고 충격을 받았다. 그 이전부터 빚을 받으러 오는 사람들이 있어도 크게 의심을 하지 않았는데 그 일이 있고 나서 자세히 알아보았더니 무슨 핑계를 대고서 젊은 남자와 시골에 가서는 돈이 떨어져 돈을 부치라는 전보가 오기도 했고, 이웃의 동료 부인들로부터 들려오는 말로는 자기 아내가 빚이 많다는 것이고 더욱이 집에서 일하는 아이 말로는 젊은 남자가 집에 찾아온다는 것을 알게 되었다.

그 사람은 이런 사실을 알고 아내의 빚을 다 갚아 주었다. 그러고 난 다음 아내에게 무슨 일에 돈을 썼으며 젊은 남자와는 어떤 관계인가 물어 보았다. 부인은 처음에 완강히 부인을 하다가 결국은 탄로가 나서 아이들도 어머니를 미워하게 되어 결국에는 이혼하게 되었다. 남편은 분통이 터지고 몸이 부들부들 떨려서 참지 못할 정도였고 아내를 죽이고 싶은 마음을 어떻게 풀 길이 없었던 것이다.

그 사람은 원래 아버지 없이 어머니와 외할머니 밑에서 외롭게 자랐다. 의사에게도 깊은 감정을 표현하는데 다른 환자들보다 더 많은 시간이 걸렸고 앞서 말한 아내의 배신에 대한 분한 감정은 끝내 풀어 버릴 길이 없었다.

나를 찾았을 때에는 이미 재혼한 지도 1년이 넘었고 새로 맞은 아내는 정숙하고 아무런 문제가 없는데 남편은 손이 떨리는 증세가 계속되고 있었다. 이 환자는 1년 가까이 일주일에 두 시간씩 나중에는 한 시간씩 정신 치료를 받고 자기의 병이 전처의 배신과 이혼에 대한 분노가 풀리지 않아서 생긴 병이라는 것을 깨닫고 이런 분노를 치료 시간에 토로하고 소화를 시켜서 병 증세가 점차 없어졌다.

결국 이 환자는 자기 자신이 자란 환경이 고독했고 깊은 정을 주고받는 세계를 몰랐기 때문에 아내를 생각하고, 물질적으로 아내에게 잘해 주고, 아내 마음의 움직임이 어디에 가 있나 감정을 깊이 살피는 것이 없었고, 더구나 부부가 떨어져 있는 데 대한 고려가 없었다. 아내의 성격이 또한 남편의 성격을 이해하고 좀 더 정서적으로 유도해서 둘만이 행복하게 살아보자는 마음과 부인의 사고를 잘 처리하지 못했던 과정에서 생긴 감정이 병으로까지 된 것이다.

10여 년 전에 모 잡지사에서 영화 비평을 써 달라고 해서 〈위험한 계단〉이라는 영화를 본 적이 있다. 이 영화 얘기의 원작자는 정신분석 치료도 받은 사람이었다. 작품 내용은 가장의 직업이 판매원이라 집에 붙어 있는 일이 적고 늘 여행을 다니기 때문에 생기는 아이들과 아내에게 파생되는 마음의 병을 묘사한 것으로 기억이 된다. 이 작가는 인생이란 위험한 계단과 같아서 식구들이 같이 산다는 것은 위험한 계단을 오르는 것이고 인생을 사는 동안에 식구 중 누군가가 계단에서 떨어진 것을 모르고 지내는 수가 많다는 것이다.

노이로제나 정신병의 원인을 보면 누구나 다 경험할 수 있고 별것이 아닌 일이다. 예를 들어 동생을 잘 보살피지 못해서 정신병이 되는 사람을 많이 본다. 세상에 동생을 보지 않은 사람이 극히 드문데 왜 하필이면 정신병이 되느냐면, 동생을 보아도 병이 되지 않은 사람은 미리 아우를 타지 않게 부모가 마음의 준비를 시켜 주었다가 타더라도 곧 알아서 감정을 풀어주고 친구나 다른 활동에 재미를 붙이게 유도를 한다. 아니면 본인이나 주위 사람도 모르게 아우에 대한 감정이 해소가 되면 병이 되지 않는데 저절로 해소도 안 되고 주위에서 알아서 해결해 주지도 않고 스스로의 힘으로서 해결할 힘이 부족하기 때문에 의사의 도움이 필요하다.

물건이나 사람이나 동물이나 식물이나 가끔 보살피지 않으면 없어지거나 병이 난다. 누가 훔쳐가기도 한다. 고장이 없는 새 기계를 사서 마당에 두었다가 비가 오는데 챙기지 않으면 녹이 슬어서 못 쓰게 될 것이다. 어떤 주부는 먹을 것을 사 두어도 무엇이 얼마나 남아 있는지 모르고 과일이나 과자를 썩히는 경우도 있다. 챙기지 못하는 사람은 무엇엔가 열중을 하고 있거나 공상이 많아서 현실이 골고루 내 마음에 들어오지 않기 때문이다. 이 자체가 노이로제라고 볼 수 있다.

구정과 한국인의 정신 건강

구정이 '민속의 날'에서 '설날'로 다시 부활했다. 어떤 이는 우리의 설날이 70년 만에 되살아났다고도 하고 일제의 굴레에서 벗어난 지 40년 만에 되살아났다고도 한다.

전문가들의 연구에 의하면 우리나라의 국토 개발도 일본이 80년 전 러시아와 전쟁을 한때부터 시작된 것으로 대륙 침략의 병탄 기지화를 위한 수준에서 아직도 벗어나지 못하고 있다고 한다. 대륙 침략을 위한 기간 철도인 경부선으로 인해 소위 호남 푸대접이라는 민족 분열의 씨앗을 일본이 뿌려 놓은 것도 잘 모르고 우리는 우리끼리 싸우고 있는 형편이다.

여태까지 구정 시비도 일본이 뿌려 놓은 민족말살정책에 의해서 일본 식민지 교육을 받거나 영향을 받은 우리나라 지도층의 영향력을 벗어나, 그렇지 않은 소수의 지도층과 일반 국민과의 주장들이 받아들여져 결국은 건강한 방향으로 방향을 돌리게 된 하나의 역사적인 전환점이라는 점에서 큰 의의가 있다고 생각한다.

국회나 정부가 설날을 부활시키는 것의 깊은 뜻을 어느 정도까지 알고 한 것인지는 모르지만 최소한 국민의 뜻이 어디 있는가를 알고 그것을 시책에 반영했다는 의미도 지극히 큰 것으로 생각한다. 과거에 국민의 의사를 무시하고 일방적인 시책을 강요하는 틀을 벗어나 진정한 민주주의를 지향하는 신호로 보여지기도 한다.

돌이켜 보면 구정, 신정 시비는 일제 때부터 있던 것이었다. 그러나 대체로 일제 때에는, 양력설은 일본 설이고 음력설이 우리 설이었다. 그러면 일제의 굴레를 벗어났으면 마땅히 우리의 모든 전통을 되찾고 우리의 설이나 추석을 되찾아 대대적으로 축제를 벌여야 되는 데도 불구하고, 여태 무슨 무슨 이유를 들어 무시해 왔다. 그러던 것이 이번에 되살아난 것이다.

과거의 세대들이 물러나면서 새로운 세대들이 등장하고 있고 국민 전체가 자기를 되찾는 기운이 일고 있는 증좌로 보인다. 나는 구정이나 추석을 막론하고 우리의 전통을 되찾아서 국민이 밝고 즐겁게 서로 화합하고, 일체감을 가지고 단결하는 분위기를 만들고 한국인으로서 자부심을 심어 주어 자존심을 회복해야 한다고 생각한다. 구정은 일제하에서 우리의 설을 지킴으로써 민족 주체성을 찾는다는 중대한 의미가 있기 때문에 구정을 부활시키는 것은 당연하며 때늦은 감이 있다.

이번에 구정이 다시 살아나면서 신문에 구정에 대한 소개와 전래가 많이 실린 것을 보았다. 대부분 옳고 좋은 말들이다.

물론 반대의 견해를 가진 분들도 있겠으나 대대수 국민이 진심으로 찬성을 하고 있는 것은 민족의 앞날을 위해서 다행한 일로 생각하지 않을 수 없다. 그러나 개중에는 가뜩이나 흥청대는, 좋지 않은 풍조가 있는데 낭비와 타락의 풍조를 조장하지 않을까 하는 우려를 표명한 분도 있었다. 좀 더 거시적으로 보면 나는 그것이 노파심이라고 생각한다.

설이 전통적인 행사로 되돌아감으로써 오히려 소박하고 검소한 습속이 되살아나고, 친척이나 이웃끼리 더욱 가까워지고, 가정이나 사회에 화기가 돌고, 서로 이해하고 협조 협동하는 분위기가 회복되어 사회 안정에 큰 기여를 할 것이기 때문이다.

나는 정신 치료를 하는 의사로서 구정의 부활이 우리의 정신 건강, 민족 화합과 가정의 화목, 사회 정화와 안정에 좋은 영향을 줄 수 있다는 것을 확신한다.

금년의 설날 부활이 어떠한 영향을 가져왔는가를 관찰하고 자유로운 의견 교환과 연구 검토가 된다면 다른 문제들도 이런 방식으로 해결할 수 있다는 좋은 본보기가 되어 언로(言路)가 열리게 되고, 한국인의 주체성과 국가 발전, 한국의 민주화가 설의 부활로 확 트일 것 또한 확신한다.

인사

사전을 찾아보면 인사(人事)란 말의 뜻이 '사람이 하는 일, 세상의 물정, 선물을 인편에 보냄, 개인의 신분 능력에 관한 사무, 남에게 공경한다는 등의 뜻으로 하는 예의 방사'로 쓰여 있다. 요는 사람이 하는 일이 인사라는 뜻의 근본인 것 같다. 정신 건강이 인격의 성숙이요, 자연의 이치에 순응하는 것이고, 대화이며 관계이고, 마음이 깨끗한 것이고, 집착과 잡심이 없는 것이고, 마음에 치우침이 없고 성실하고 맑은 상태라고 한다면 도(道)의 경지가 최고의 정신 건강이다. 정신 건강은 대화고 관계이기 때문에 건강한 사람은 항상 사물과 대화하고 관계를 맺고 있다.

그런데 이런 관계가 잘 이루어지지 않을 때 여러 가지 파괴 작용이 일어난다. 그것이 요사이 전 세계 인류의 존망이 걸려 있는 공해와 국제적 분쟁과 국내적 갈등이며, 각 개인의 정신 건강의 악화요, 남북의 분열이고, 부익부 빈익빈의 양극화 현상인 것이다.

우리가 매일매일 생활하는 가정이나 학교, 직장 어디서건 인사성이나 성격이 모든 일의 성패를 좌우한다. 사전의 뜻에 나타나 있듯이 우리가 인사라고 쓰는 말의 통상적인 의미는 보다 근본적인 의미인 사람다운 사람이 하는 일이란 깊은 뜻이 있다.

한 친구는 자신의 모교이고 졸업 후 수련을 했던 학과에 가도 후배들이 인사를 잘 하지 않을 뿐만 아니라 같이 얘기를 하다가 손님을 혼자 두고 훌쩍 나가 버리고는 아무리 기다려도 나타나지 않고 차 한잔도 대접을 않는다고 공개 석상에서 분개한 일이 있다. 이 학과의 주임교수로 있었던 이 친구는 평소에 사람을 만나도 반갑게 인사할 줄 모르고 반응없이 얼굴만 쳐다보는 사람이었다. 결국 이 친구는 정신 건강이 나빠져 교수직을 지탱할 수 없을 정도에 이르렀고 또 다른 병을 얻어 이 세상을 떠난 지도 여러 해가 된다.

인사를 잘 못하는 근본 원인은 인간에 대한 의식적, 무의식적 적개심이 도사리고 있기 때문이다. 의식적인 경우에는 스스로 적개심을 의식하면서 하나의 공격적인 행동으로 인사를 않는다는 것이고, 다른 극단은 얼핏 보기에 수줍어 보이는 사람이다. 수줍은 사람은 적개심이 무의식 속에 숨어 있는 사람이다. 말하자면 속에 있는 대로 감정을 표현하면 위험을 느끼기 때문이다. 수줍음이란 인간에 대한 적개심이 표면으로 나타나는 것을 방지하는 수단인 것이다. 그렇기 때문에 평소 수줍고 얌전한 사람이 한번 감정이 폭발하면 주위 사람이 두려워하는 것은 바로 이 숨은 적개심이 표면화되기 때문이다. 그러므로 인사를 제대로 않는 사람은 의식적으로 내게 적대적이거나 아니면 수줍은 사람의 경우처럼 적대감이 있는 것을 무의식 속으로 밀어 넣고 있기 때문에 도리어 타인이 자기에게 적대적인 것으로 착각을 일으켜서 사람을 두려워하는 형태로 나타난다. 이런 경향이 극도로 가면 정신분열병이 된다.

나는 외국 유학을 갔다가 돌아온 사람들에게 인사를 다니라고 늘 권한다. 그리고 유학을 떠나 외국에 가 있는 동안 스승이나 선배나 친구들에게 가끔 소식을 전하고 안부를 묻는 편지를 하도록 권한다.

여러 해 전에 있었던 일이다. 어떤 의사가 외국에서 7년간 공부를 하고 그곳의 전문의 시험에도 합격을 하고 돌아와서 모 대학의 조교수로 취직이 되었다. 그런데 이 사람이 아무런 사전 인사도 없이 모 대학의 어떤 연구소의 소장실에 무엇을 요구하는 전화를 걸어온 것을 옆에서 본 적이 있다. 그 소장이 불쾌하게 생각한 것은 말할 것도 없다. 이래서는 안 되겠다 싶어 한 사람이라도 유능한 인재를 아끼는 의미에서 본래는 생면부지의 사이지만 충고를 해 주었다. "외국의 풍속과 우리나라의 풍속이 다르다. 외국에 가면 외국 풍속을 따르고 우리나라에 돌아오면 우리나라의 풍속을 따라야 하는 것이다. 우리나라는 관계를 중요시하는 문화이기 때문에 선후배 동배들에게도 인사를 다녀야지 그렇지 않으면 누가 당신 얘기를 물어도 그런 사람 나는 모른다고 할 것이고, 심하면 좋지 않은 방향으로 얘기할 수도 있다. 만약에 인사를 잘 차리면 당신이 부탁을 하지 않아도 당신을 모르는 사람에게 소개하고 선전하고 여러 가지 기회를 제공해 줄 것이다." 그랬더니 말로는 그렇게 하겠다고 하면서 실천을 잘 못하여 결국 한 1년 있다가 도로 외국으로 가 버렸다. 우리나라에서 관혼상제 때 인사를 중요시하는 것은 아는 사람이 기쁜 일 특히 궂은 일, 슬픈 일이 있을 때 인사가 없으면 관계가 희박해지기 때문이다.

운동선수와 정신 건강

지난번 멕시코에서 있었던 세계 청소년 축구 대회에 우리나라 선수들이 보여 준 경기에 감격하지 않은 국민은 없으리라 생각된다. 나는 감격과 동시에 여러 가지 생각이 떠올랐다.

20년 전에 모 대학교 학생 지도 연구소의 자문으로 관계하고 있을 때 읽은 생각이 난 것이다. 운동선수의 성격이나 정신 건강에 관한 연구를 담은 책이었다. 지금 기억이 나는 것은 어떤 선수가 평상시에는 항상 일등을 하는데 시합 때만 되면 꼭 지고 말았는데 그것이 그 선수의 성격 때문이라는 것이었다. 나는 평상시에도 우리나라 국가대표 선수들이 이길 수 있는 경기에 지는 것을 늘 안타깝게 생각했다. 그리고 어떻게 해서든지 이런 일이 일어나지 않게 도움을 줄 수 있는 방도를 강구해야 한다는 생각을 하게 되었다. 체육회에서 '스포츠 과학'이라는 명칭으로 대책을 강구하고 있을 것으로 생각한다.

등산을 하다 보면 어떤 어려운 고비에 처해 도저히 오를 수 없게 된다. 그 뒤로는 이 고비를 넘으려고 노력을 할수록 힘만 빠지게 된다. 노력을 하지 않는 것이 오히려 넘을 수 있는 힘을 내게 한다. 힘만 빠지는 노력이 바로 노이로제다. 불교에서 말하는 유위(有爲)와 무위(無爲)의 뜻은 이런 것을 말하는 것이다. 노이로제적인 노력이 없고 현실의 필요에 따라 물이 높은 곳에서 낮은 곳으로 흐르듯이 아무런 노력 없이 필요한 일을 무엇이든지 소리 없이 하는 것이 무위다.

운동경기도 이 무위의 경지에서 할 때 가장 좋은 성과를 올릴 수 있다. 경기에 이기려면 시합이 있기 전에 상대방을 잘 알고 어떻게 하면 이길 수 있는지 자기의 장단점을 파악해야 한다. 그리고 상대방을 이길 수 있게 연구하고, 훈련을 쌓아서 일단 시합에 들어가면 승부를 생각지 않고 무아의 경지에서 경기에 열중해야 한다. 이것은 대혜 선사가 『서장(書狀)』에서 '애응지물(碍膺之物), 즉 가슴에 거리끼는 물건을 없애면 각(覺)'이라고 했듯이 무슨 일을 하든지 이런 각의 상태에서 했을 때 가장 좋은 성과를 얻어낼 수가 있다. 이런 상태가 무심(無心)이고 무아(無我)다. 쉽게 말해서 아무런 다른 생각이 없고 경기면 경기, 공부면 공부, 밥을 먹으면 밥 먹는 것에만 전념하는 상태다. 환자들을 정신 치료를 하다 보면 자기의 가슴에 거리끼는 물건을 깨닫고 벗어난 순간에 환자의 입에서 나오는 말은 바로 부처의 말과 조금도 다름이 없다는 것을 나는 많이 경험한다. 늘 이런 마음 상태에 있는 사람이 부처라는 것을 알 수가 있다.

그러나 부처가 아닌 사람은 그 사람의 근기에 따라서 이런 깨달음, 무심·무아의 상태가 오래가지 않는다. 금방 애응지물의 지배를 받게 된다. 이런 깨달음의 상태가 오래가는 사람일수록 도가 높은 사람이고 마음의 동요가 없고 무엇을 해도 성공할 확률이 높다.

우리나라의 각계각층의 지도자들은 아직도 무조건 '한국은 열등하다'는 일제 강점기에 사람들이 늘 쓰던 엽전(葉錢) 사상을 벗어나지 못하고 있다. 이 콤플렉스에서 제일 먼저 벗어나고 있는 층이 직접 외국인과 부딪치는 운동선수와 세일즈맨이 아닌가 한다. 직접 부딪쳐보면 한국 사람이 열등한 것이 아니라 오히려 그 반대라는 것을 알 수 있기 때문이다. 다른 방면의 지도자들의 열등감은 현실이 아닌 자신의 패배감, 열등의식을 투사(投射)한 망상이라는 것을 알 수 있다.

한번은 지금 경제 단체의 장으로 있는 친구와 어떻게 하면 한국인의 일본인에 대한 열등감을 없앨 수 있는가를 이야기한 적이 있다. 그동안 내가 생각해 오던 여러 가지 얘기를 했었는데, 작년 말에 그 친구가 일본의 상공인들 앞에서 강연한 내용과 올 해 국제 세미나에서 발표한 연설문을 보았는데 공감하는 바가 많았다.

그 친구가 일본 상공인 앞에서 한 연설의 내용은 이러하였다. 해방 후 지금까지 한일 무역역조에 관한 증거와 이것을 시정하는 상호협력의 방안을 제시하고 끝으로는 '일본은 과거부터 한국에서 학문과 기술의 전수를 받고 혜택을 일방적으로 입으면서 한국에 대해서는 침략과 해만 끼쳐 왔다. 일본인은 실리만 추구하고 도덕적인 원칙이 없다. 한국인은 실리보다 도덕적인 원칙을 중시한다. 일본도, 한국도 유교 전통의 나라이니 앞으로 일본이 한국이나 다른 제3국과 경제협력을 할 때는 유교적 윤리를 바탕으로 하라'고 끝을 맺고 있다.

나는 이 마지막 부분을 제일 중요한 부분으로 생각한다. 그러나 우리나라 신문에 앞부분만 보도하고 마지막 부분은 전혀 보도되고 있지 않는 것을 보고, 우리나라의 신문이 우리 청소년 축구 선수를 따라가려면 아직도 길이 멀다는 것을 새삼 느끼지 않을 수 없었다.